Keiichiro Tada

Principles for
breast cancer management

STARTUP!
乳がん 診療 入門

多田敬一郎 　日本大学医学部外科学系乳腺内分泌外科学分野
　　　　　　　主任教授

エキスパートが教える
最新知識と
実践テクニック

診断と治療社

まえがき

　日本人女性の9人に1人が乳がんに罹患するといわれる．また，乳がんには40代から50代の若い患者が多いという特徴がある．治療成績は一般的には良好であるが，時に致死的な転機をたどる．医療者として，この厄介な疾患と対峙していくためには，多方面からのアプローチが必要である．その第一歩は，より多くの人々にこの疾患について適切に理解してもらうことであろう．

　乳がん診療の領域は広範に及ぶ．かつ，多くの知見が日々蓄積されている．したがって，その内容は非常に多岐にわたる．そして，乳がん領域全般に関する優れた成書はすでに数多く出版されている．しかし，それらの医学書は乳がん診療という広範な学問領域を正確に記載するためにどうしても項目数が増え，分担執筆の形をとらざるえない．私は常々「初学者には少々とっつきにくいのではないか？」と感じていた．

　そこで今回，これから乳がん診療を学ぼうとする医療者に向けて，その概観を短期間に把握し，しっかりとした土台を作るための入門書を執筆することにした．一見複雑にみえる乳がん診療であっても，確固たる土台を築くことさえできれば，その後はより多くのことをスイスイと理解できるようになる．乳がん診療は実にシンプルなのである．

　本書は関心のあるところから読み始めてもよいが，一定の医学的素養を備えた読者であれば，「CHAPTER III 治療戦略」を通読してから先に進むとより理解しやすいのではないかと思う．本書を理解したら，次はいよいよ成書を熟読し，より専門的な知識を身に付けていただきたい．

　本書をきっかけに乳がん診療に興味をもち，共に診療に従事してくれる仲間が増えれば，筆者としてとして望外の喜びである．

2024年，盛夏の東京・板橋にて

多田敬一郎

著者プロフィール

多田 敬一郎（ただ けいいちろう）

[略　　歴]

1991 年　3 月　東京大学医学部医学科 卒業
2001 年　3 月　東京大学大学院医学系研究科外科学専攻 修了
2001 年　4 月　癌研究会附属病院（がん研有明病院）乳腺外科 医員
2009 年　7 月　東京大学医学部附属病院乳腺内分泌外科 講師
2014 年　7 月　東京大学医学部附属病院乳腺内分泌外科 准教授・診療科長
2017 年 10 月　国立国際医療研究センター病院乳腺センター 医長
2019 年 12 月　日本大学医学部外科学系乳腺内分泌外科学分野 主任教授
現在に至る.

[専門分野]

乳腺外科（乳がん手術，乳がん周術期治療等）.

[所属学会]

日本外科学会，日本臨床外科学会，日本乳癌学会，日本乳房オンコプラスティクサージャリー学会，日本癌学会，日本癌治療学会.

[資　　格]

医学博士
日本外科学会 認定医・外科専門医・指導医
日本乳癌学会 乳腺認定医・専門医・指導医
日本がん治療認定医機構 がん治療認定医

[趣　　味]

散歩，パソコン，近所のスーパーでの買物，上達しない英会話.

目　次

まえがき　　iii
著者プロフィール　　iv
略語一覧　　xiii

CHAPTER I　疫学

01　罹患数 ……………………………………………………………………………… 2
02　死亡数 ……………………………………………………………………………… 7
03　リスクファクター ………………………………………………………………… 10
▶女性ホルモン　　10
▶遺伝　　11
▶その他　　11
COLUMN　遺伝性乳がん卵巣がん症候群（HBOC）　　12

CHAPTER II　診断

01　乳腺診療の基本 …………………………………………………………………… 16
02　視触診 ……………………………………………………………………………… 17
▶腫瘤の評価と記載　　17
▶腋窩の触診　　19
03　マンモグラフィ …………………………………………………………………… 21
▶撮影手順　　21
▶読影　　22
04　乳房超音波検査 …………………………………………………………………… 23
▶読影　　23
▶注意点　　24
05　造影乳房 MRI 検査 ……………………………………………………………… 25
▶意義　　25
▶注意点　　25
06　画像所見から推測する組織型 …………………………………………………… 26
▶非浸潤性乳管がん　　26
▶浸潤性乳管がん（腺管形成型）　　29

▶浸潤性乳管がん（充実型）　29

▶浸潤性乳管がん（硬性型）　29

▶浸潤性乳管がん（その他）　30

▶粘液がん　31

▶浸潤性小葉がん　31

▶線維腺腫　31

▶葉状腫瘍　33

▶嚢胞　34

▶乳管内乳頭腫　34

COLUMN　乳頭分泌　35

COLUMN　パジェット病　36

COLUMN　検診　37

07　針生検 ⋯⋯⋯⋯⋯⋯⋯⋯⋯⋯⋯⋯⋯⋯⋯⋯⋯⋯⋯⋯⋯⋯⋯⋯⋯⋯⋯⋯ 38

▶種類と選択　38

▶画像ガイド下生検　40

▶超音波ガイド下針生検の実際　40

▶病変の位置による難易度の違い　42

▶合併症　43

08　外科的生検（切除生検）⋯⋯⋯⋯⋯⋯⋯⋯⋯⋯⋯⋯⋯⋯⋯⋯⋯⋯⋯ 44

COLUMN　乳がんを見落とさずに生検するには？　45

COLUMN　針生検で乳がんと診断されない乳がんもある　46

CHAPTER III　治療戦略

01　ステージ（病期）⋯⋯⋯⋯⋯⋯⋯⋯⋯⋯⋯⋯⋯⋯⋯⋯⋯⋯⋯⋯⋯⋯ 50

▶ステージの評価　50

02　サブタイプ（悪性度）⋯⋯⋯⋯⋯⋯⋯⋯⋯⋯⋯⋯⋯⋯⋯⋯⋯⋯⋯ 56

▶サブタイプの分類　56

03　術前化学療法 ⋯⋯⋯⋯⋯⋯⋯⋯⋯⋯⋯⋯⋯⋯⋯⋯⋯⋯⋯⋯⋯⋯⋯ 58

▶メリット　58

▶デメリット　60

▶適応と注意点　60

COLUMN　炎症性乳がん　61

| COLUMN | サブタイプ分類の由来　61 |
| COLUMN | 治療前に配慮するべきこと　62 |

CHAPTER IV　手術

01　術式の分類と選択 ··· 66
　▶術式の分類　66
　▶術式の選択　66

02　乳房再建 ·· 72
　▶タイミング　72
　▶材料　73
　▶術式　73
　▶乳頭・乳輪の形成　73

COLUMN	乳がん手術を理解するための歴史的背景　75
COLUMN	乳房温存療法における乳房部分切除術　78
COLUMN	乳房全切除術　80
COLUMN	意外に注意が必要な乳房全切除術の切除断端　81
COLUMN	センチネルリンパ節生検　81
COLUMN	腋窩リンパ節郭清術　83
COLUMN	忘れられたリンパ節―胸骨傍リンパ節，筋間リンパ節　83
COLUMN	腋窩リンパ節郭清術に治療的意義はあるか？　84

CHAPTER V　術後ホルモン療法

01　治療効果と適応 ·· 88

02　ホルモン療法の実際 ·· 90
　▶閉経後乳がん患者　90
　▶閉経前乳がん患者　91
　▶閉経前再発高リスク乳がん患者　91

03　副作用 ··· 92
　▶タモキシフェン　92
　▶LH-RH アゴニスト製剤　93
　▶アロマターゼ阻害薬(AI)　93

CHAPTER VI 術前術後化学療法

01 適応の決め方 ··· 96
▶安全に施行できる体力があるか？　96
▶十分な治療効果を得られるか？　97

02 治療方針を決定する手術病理結果の8つの因子 ················· 99
▶手術病理結果の8つの因子　99
▶化学療法施行の可否の決定　103

COLUMN 脈管侵襲　106
COLUMN luminal A タイプと luminal B タイプ　106

03 ER 陽性 HER2 陰性乳がんで治療方針の決定に難渋した場合 ·········· 107
▶コンポジットリスク　107
▶プレディクト　107
▶オンコタイプ DX 乳がん再発スコア®　108
▶ ER 陽性 HER2 陰性乳がんにおけるホルモン療法　109

04 化学療法の実際 ··· 112
▶ AC 療法（ドキソルビシン＋シクロホスファミド）　113
▶パクリタキセル療法　116
▶ドセタキセル療法　117
▶ TC 療法（ドセタキセル＋シクロホスファミド）　118
▶ dose-dense AC 療法　119
▶ CMF 療法（シクロホスファミド＋メトトレキサート＋フルオロウラシル）

120

▶トラスツズマブ＋ペルツズマブ療法　121
▶ TCH 療法（ドセタキセル＋カルボプラチン＋トラスツズマブ）　122
▶アベマシクリブ　123
▶ TS-1　124
▶ペムブロリズマブとカルボプラチン　124
▶トラスツズマブ エムタンシン（T-DM1）療法　126
▶カペシタビン　127
▶オラパリブ　128

COLUMN 副作用の表現法　129
COLUMN 相対用量強度（RDI）　129

CHAPTER VII 術後放射線療法

01 乳房温存療法における放射線療法 ……………………………………… 134
▶標準的照射法(通常分割照射法) **134**
▶追加照射(ブースト照射) **134**
▶短期照射法(寡分割照射法) **135**

02 センチネルリンパ節転移陽性例に対する放射線療法 ………………… 136
▶腋窩リンパ節郭清術の代用としての放射線療法 **136**

03 生存率改善のための放射線療法 ……………………………………… 138
▶生存率改善効果 **138**
▶放射線照射部位 **139**

04 鎖骨上リンパ節転移例に対する放射線療法 …………………………… 140

05 放射線療法の有害事象 ………………………………………………… 141
▶合併症 **141**
▶乳房再建における放射線療法 **141**
COLUMN 重要なのは局所療法か? 全身療法か? **143**
COLUMN 局所療法のエビデンス **144**

CHAPTER VIII 転移・再発乳がん

01 概論 ……………………………………………………………………… 148
▶「転移・再発乳がん」とは? **148**
▶治療の主たる目的 **149**
▶遠隔転移の有無の確定診断 **149**

02 転移臓器別の治療 ……………………………………………………… 150
▶骨転移 **150**
▶胸水貯留 **150**
▶脳転移 **151**

03 薬物療法の方針と管理 ………………………………………………… 152
▶❶ 緊急性の確認 **152**
▶❷ パフォーマンスステータス(PS)による評価 **152**
▶❸ サブタイプと治療歴の評価 **152**
▶❹ 脱毛に対する忍容性の確認 **154**
▶薬物療法の決定 **154**

▶薬物療法の管理　　154

04　主な治療薬 155

▶各種のホルモン剤　　155

▶ CDK4/6 阻害薬―パルボシクリブ，アベマシクリブ　　156

▶経口 5-FU 系抗がん剤―カペシタビン，TS-1　　157

▶ビノレルビン　　157

▶エリブリン　　158

▶ナブパクリタキセル，パクリタキセル，ドセタキセル　　158

▶アンスラサイクリン系抗がん剤　　158

▶トラスツズマブ　　159

▶ペルツズマブ　　159

▶トラスツズマブ エムタンシン（T-DM1）（カドサイラ®）　　160

▶トラスツズマブ デルクステカン（T-DXd）（エンハーツ®）　　160

▶ラパチニブ　　160

▶オラパリブ（リムパーザ®）　　161

▶ペムブロリズマブ（キイトルーダ®）　　161

▶アテゾリズマブ（テセントリク®）　　161

▶カピバセルチブ（トルカプ®）　　162

▶各サブタイプで選択可能な化学療法　　163

COLUMN　がんの不均一性（tumor heterogeneity）　　164

COLUMN　腫瘍救急（oncogenic emergency）　　164

COLUMN　Hortobagyi のアルゴリズム　　165

CHAPTER IX　薬物療法ダイジェスト

01　ホルモン療法 170

02　術前術後の点滴による化学療法 171

▶化学療法における留意事項　　171

▶ AC 療法（ドキソルビシン＋シクロホスファミド）　　171

▶ dose-dense AC 療法　　172

▶パクリタキセル療法　　173

▶ドセタキセル療法　　173

▶ TC 療法（ドセタキセル＋シクロホスファミド）　　174

- ▶ ペルツズマブ＋トラスツズマブ＋パクリタキセル療法　175
- ▶ TCH 療法（ドセタキセル＋カルボプラチン＋トラスツズマブ）　177
- ▶ ペムブロリズマブ　178
- ▶ クラシカル CMF 療法　180

03　術前術後の経口による化学療法 ·················· 181

- ▶ TS-1　181
- ▶ オラパリブ　182
- ▶ アベマシクリブ　182

04　転移・再発乳がんの点滴による化学療法 ·················· 183

- ▶ エリブリン療法　183
- ▶ ナベルビン® 療法　183
- ▶ ペルツズマブ＋トラスツズマブ＋ドセタキセル療法　184
- ▶ トラスツズマブ デルクステカン（T-DXd）療法　184
- ▶ トラスツズマブ エムタンシン（T-DM1）療法　185
- ▶ AC 療法（ドキソルビシン＋シクロホスファミド）　185
- ▶ パクリタキセル週 1 回投与療法　185
- ▶ ドセタキセル療法　186
- ▶ ナブパクリタキセル療法　186
- ▶ アテゾリズマブ療法　186
- ▶ ペムブロリズマブ＋ゲムシタビン＋カルボプラチン療法　187
- ▶ ベバシズマブ療法　188

05　転移・再発乳がんの経口による化学療法 ·················· 189

- ▶ TS-1　189
- ▶ カペシタビン　190
- ▶ ラパチニブ＋カペシタビン療法　190
- ▶ ラパチニブ＋アロマターゼ阻害薬（AI）療法　191
- ▶ カペシタビン＋シクロホスファミド療法　191
- ▶ オラパリブ　192
- ▶ イブランス　192
- ▶ アベマシクリブ　193
- ▶ エベロリムス　193

CHAPTER X　非専門医から多く寄せられる質問と回答

01 治療までの待機時間はどのくらい許されるのか？ ……………… 196

02 放射線療法と化学療法のどちらを先に実施すべきか？ ………… 196

03 がん遺伝子パネル検査とは？ ……………………………………… 197

04 晩期再発とは？ ……………………………………………………… 198

05 オリゴメタとは？ …………………………………………………… 199

06 術後の経過観察の方法は？ ………………………………………… 199

07 乳腺病理診断書を読むときに配慮することは？ ………………… 200

08 患者の経済的負担への対応は？ …………………………………… 201

あとがき　　　203
和文索引　　　204
欧文・数字索引　　　206

略語一覧

略語	欧文	和文
AI	aromatase inhibitor	アロマターゼ阻害薬
ALT	alanine aminotransferase	アラニンアミノトランスフェラーゼ
AST	aspartate aminotransferase	アスパラギン酸アミノトランスフェラーゼ
CDK	cyclin-dependent kinase	サイクリン依存性キナーゼ
CNB	core needle biopsy	コア針生検
CRP	C-reactive protein	C 反応性蛋白
CTCAE	common terminology criteria for adverse events	有害事象共通用語規準
D/W	depth width ratio	腫瘤の縦横比
ER	estrogen receptor	エストロゲン受容体
ERBB2	erb-B2 receptor tyrosine kinase 2	erb-B2 受容体チロシンキナーゼ
FAD	focal asymmetric density	局所的非対称性陰影
FNA	fine needle aspiration cytology	穿刺吸引細胞診
FSH	follicle stimulating hormone	卵胞刺激ホルモン
HBOC	hereditary breast and ovarian cancer syndrome	遺伝性乳がん卵巣がん症候群
HER2	human epidermal growth factor receptor type 2	ヒト上皮増殖因子受容体 2 型
LFS	Li-Fraumeni syndrome	リ・フラウメニ症候群
LHRH	luteinizing hormone-releasing hormone	黄体形成ホルモン放出ホルモン
NCCN	National Comprehensive Cancer Network	全米総合がん情報ネットワーク
NSAIDs	non-steroidal anti-inflammatory drugs	非ステロイド性抗炎症薬
NTD	nipple-tumor distance	乳頭腫瘤間距離
OS	overall survival	全生存期間
pCR	pathological complete response	病理学的完全奏功
PD-L1	programmed cell death ligand 1	－
PFS	progression-free survival	無増悪生存期間
PgR	progesterone receptor	プロゲステロン受容体
PS	performance status	パフォーマンスステータス
RCT	randomized controlled trial	ランダム化比較試験
RDI	relative dose intensity	相対用量強度
RFS	relapse-free survival	無再発生存期間
RI	radioisotope	放射性同位元素
TDLU	terminal ductal lobular unit	終末乳管小葉単位
TE	tissue expander	組織拡張器
TNBC	triple negative breast cancer	トリプルネガティブ乳がん
VAB	vacuum-assisted breast biopsy	吸引式乳房組織生検
VUS	variant of unknown significance	臨床的意義不明のバリアント
YAM	young adult mean	若年成人平均値
5-FU	5-fluorouracil	フルオロウラシル

CHAPTER

I

疫学

なぜ乳がんが重要なのか？
それは発症頻度が高く，
時に致死的転帰をとるからである．

SECTION
01 罹患数

日本人女性の 9 人に 1 人が乳がんになる

　2019 年現在，わが国では**毎年約 10 万人**が乳がんに罹患していると考えられる（**表 1**）[1]．日本人女性の部位別がん罹患数としては第 1 位である（**図 1**）[1]．男女比は約 150：1 と女性で圧倒的に多く，日本人女性の 9 人に 1 人が乳がんに罹患すると推定されている．このような全国統計は，2006 年にがん対策基本法が制定され，強力ながん対策が実施されて初めて明らかになった．以前はがん統計を正確に把握している自治体（宮城県等）のデータから推計されていた．

　わが国の乳がんの**罹患率は増加傾向**にあるとされている（**図 2**）[1]．その原因としては，食生活や生活習慣の欧米化によって体格がよくなり，女性の初経年齢が早まって閉経年齢が遅くなったこと，晩婚化や少子化により出産経験が少なくなったことなどの環境要因が考えられている．1991 年においては，ハワイの日系米国人女性の乳がん罹患率は，日本人女性の約 2 倍と推定されていた[2]．すなわち，わが国の乳がん罹患率の増加傾向には，人種間の違いではなく，環境要因が関連しているものと考えられる．

表 1 ｜ 日本人女性の乳がんの罹患数・死亡数・5 年相対生存率

診断される数（2019 年）	97,812 例（男性 670 例，女性 97,142 例）
死亡数（2020 年）	14,779 人（男性 129 人，女性 14,650 人）
5 年相対生存率（2009 年～ 2011 年）	92.3％（女性のみ）

・人口 10 万人当たりの罹患率は 77.5 例（男性 1.1 例，女性 150.0 例）．
・人口 10 万人当たりの死亡率は 12.0 人（男性 0.2 例，女性 23.1 人）．

「5 年相対生存率」とは，あるがんと診断された人のうち 5 年後に生存している人の割合と，日本人全体で 5 年後に生存している人の割合との比較である．
（がん情報サービス：がん統計 がん種別統計情報 乳房．https://ganjoho.jp/reg_stat/statistics/stat/cancer/14_breast.html）

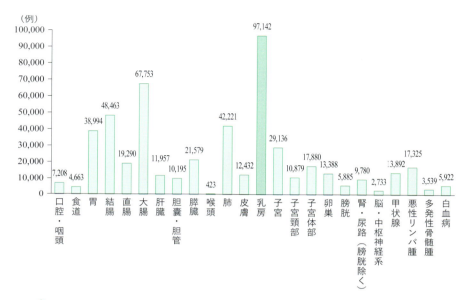

図1 | 日本人女性の部位別がん罹患数（2019年）

乳がんは第1位である．実は世界第1位でもある．
（がん情報サービス：がん統計 がん種別統計情報 乳房．https://ganjoho.jp/reg_stat/statistics/stat/cancer/14_breast.html より改変）

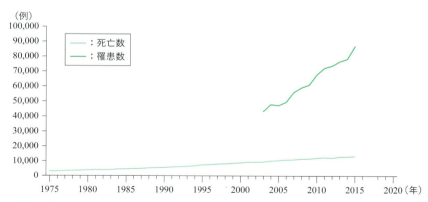

図2 | 日本人女性の乳がんの罹患数・死亡数の年次推移（全年齢）

罹患数は年々増加している．
（がん情報サービス：がん統計 がん種別統計情報 乳房．https://ganjoho.jp/reg_stat/statistics/stat/cancer/14_breast.html より改変）

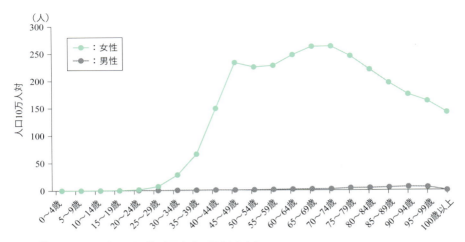

図3 | 日本の乳がんの年齢別罹患率（2019年）

乳がんの罹患率は30歳を過ぎた頃から急激に上昇し，45〜50歳頃いったんピークを迎え，その後，高い値が持続し，75歳頃より減少に転じる．この45〜75歳までの間，上図のように二峰性をとる．
（がん情報サービス：がん統計 がん種別統計情報 乳房．https://ganjoho.jp/reg_stat/statistics/stat/cancer/14_breast.html より改変）

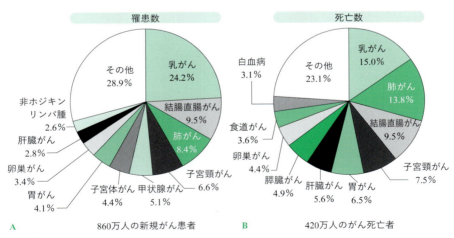

図4 | 世界の乳がんの罹患数・死亡数（2018年）

乳がんは罹患数（**A**），死亡数（**B**）ともに女性で世界第1位のがん腫である．
（Bray F, *et al*: *CA Cancer J Clin* 2018; **68**: 394-424 より改変）

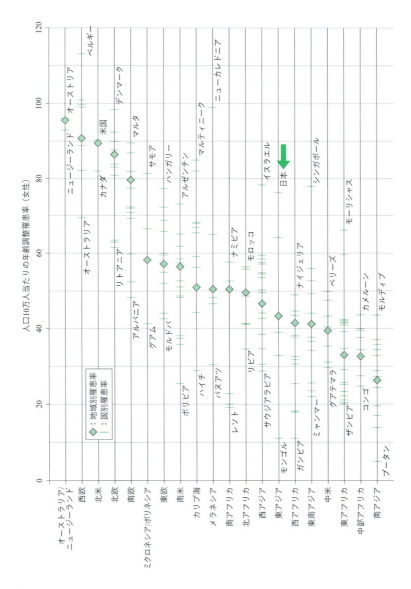

図5 | 世界の地域別乳がん罹患率

世界を地域別・国別に分類し，地域別の罹患率（◆印）と各地域の主な国の罹患率（|印）をプロットしている．東アジアに属する日本（→）は，この地域で最も乳がん罹患率が高く，しかも欧米に近づいていることがわかる．なお，乳がん罹患率の世界第1位はベルギーである．

(Arnold M, *et al*: *Breast* 2022; **66**: 15-23)

乳がんは，年齢階級別罹患率において興味深い特徴がある（図3）[1]．一般的ながん，たとえば肺がんや大腸がんは50歳頃より罹患率が増え，80～90歳でピークを迎える．しかし，乳がんでは30歳を過ぎた頃から罹患率が急激に上昇し，45～50歳頃にいったんピークを迎え，その後，高い値が持続し，75歳頃より減少に転じる．この45～75歳までの間，図3のように二峰性をとる[1]．このような二峰性をとる傾向は，わが国だけでなく世界的に認められる．女性は50～55歳で閉経を迎えるため，エストロゲンの分泌機序の変化がこの現象を説明しているのではないかとの指摘もあるが，まだよくわかっていない．

　世界では，2018年の報告において約210万人の新規の乳がん患者（新規がん患者860万人の24.2%）が報告されている（図4-A）[3]．やはり部位別の統計で第1位である．日本は，罹患率の点でアジアのなかで群を抜いており，欧米に比肩していることがわかる（図5）[4]．

SECTION 02 死亡数

増加し続けるわが国の乳がん死亡数

　2020 年現在，わが国では毎年約 **15,000 人** が乳がんで死亡しているとされる．これは女性の部位別がん死亡数では，大腸がん，肺がん，膵がんに次いで第 4 位に相当する（**図 6**）[1]．また，わが国の乳がん死亡数は年々増加し続けている（**図 7**）[5]．1966 年のわが国での乳がん死亡数は約 2,000 人であり，この約 60 年の間に約 7.5 倍にもなった計算である．

　乳がんの 5 年相対生存率（あるがんと診断された人のうち 5 年後に生存している人の割合と，日本人全体で 5 年後に生存している人の割合との比較）は 92.3% と，甲状腺がんの 95.8% や皮膚がんの 94.6% に次いで高い（**図 8-A**）[6]．しかしながら，乳がんの 10 年相対生存率は 79.3% と，甲状腺がんの 94.8% や皮膚がんの 90.4% よりも低くなっている（**図 8-B**）[6]．これは，乳がんでは根治的治療を行ってからかなり時間が経過して再発するケースが多いこと，再発しても死亡までの経過が長いことに関連すると思われる．

　世界では，2018 年の報告において約 63 万人の新規の乳がん死亡数（新規がん死亡数 420 万人の 15.0%）が報告されている（**図 4-B**）[3]．世界のなかでは乳がんは部位別がん死亡数で第 1 位である．

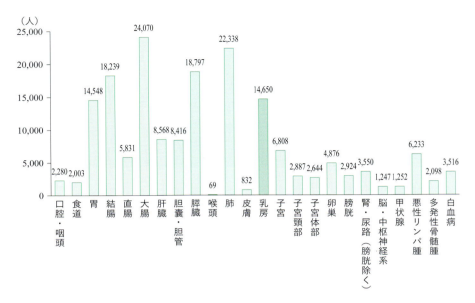

図6 | 日本人女性の部位別がん死亡数（2020年）

乳がんは大腸がん，肺がん，膵臓がんに次いで第4位である．2020年に胃がんを抜いた．
（がん情報サービス：がん統計 がん種別統計情報 乳房．https://ganjoho.jp/reg_stat/statistics/stat/cancer/14_breast.html より改変）

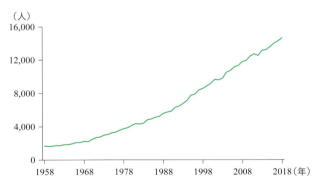

図7 | 日本人女性の乳がん死亡数

増加し続け，この約60年間に約7.5倍にも増加した．
（がん情報サービス：がん統計 集計表ダウンロード．https://ganjoho.jp/reg_stat/statistics/data/dl/index.html より作成）

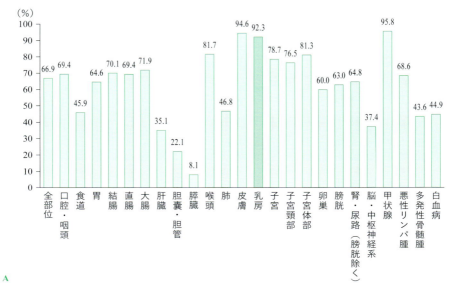

A

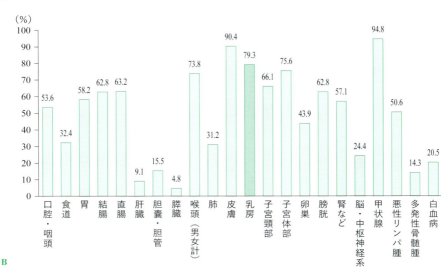

B

図8 | 日本人女性の部位別がん相対生存率（5年・10年）

A：部位別がん5年相対生存率(2009～2011年)．
B：部位別がん10年相対生存率(ピリオド法)(15～99歳，2002～2006年追跡症例)．
乳がんの5年相対生存率は92.3%と高い値を示しているが，10年相対生存率は79.3%と甲状腺がんや皮膚がんに比較して大幅に低下する．相対生存率については本文を参照されたい．

(がん情報サービス：がん統計 最新がん統計． https://ganjoho.jp/reg_stat/statistics/stat/summary.html より改変)

SECTION 03 リスクファクター

女性ホルモン曝露と遺伝

乳がんの主なリスクファクターを**表2**に示す.

女性ホルモン[7)]

女性ホルモン（エストロゲン）は乳がん発症のリスクファクターである．早い初経，遅い閉経は女性ホルモンの曝露期間を長くするため，ハイリスクとされる．閉経後，卵巣にある卵胞からのエストロゲンの分泌量は減少する．しかし，脂肪

表2 乳がんのリスクファクター

女性ホルモン	早い初経，遅い閉経，閉経後肥満，ホルモン補充療法	
妊娠・出産	妊娠・出産経験がない，授乳経験がない	
遺伝	乳がん発症率60%以上	*BRCA1/BRCA2*（HBOC）
		TP53（リ・フラウメニ症候群）
	乳がん発症率40～60%	*CDH1*（遺伝性びまん性胃癌）
		PALB2
		PTEN（Cowden症候群）
		STK11（Peutz-Jeghers症候群）
	乳がん発症率20～40%	*ATM*（毛細血管拡張性失調症）
		BARD1
		CHEK2
		NF1（神経線維腫症1型）
		RAD51C
		RAD51D
	乳がん発症率11%	日本人女性一般
その他	マンモグラフィ上の高濃度乳腺，良性乳腺疾患，喫煙，飲酒	

HBOC：遺伝性乳がん卵巣がん症候群.

組織では閉経後も副腎皮質から分泌された男性ホルモン(アンドロゲン)をもとにしたエストロゲンが産生される．そのため，閉経後の肥満は乳がんのリスクファクターである．

また，女性ホルモン補充療法もリスクファクターである．欧米では，2001年頃より女性ホルモンの使用が控えられたのと同時に，閉経後乳がんの発症頻度が低下したことが確認されている[8]．

なお，妊娠，出産，授乳の経験は乳がん発症リスクを低下させる．

遺伝[9]

乳がん患者の家族(祖母，実母，叔母，姉妹，娘等)にも乳がん患者がいることが多い．乳がん全体のおよそ15%は遺伝が関係しているのではないかと推測されている．

乳がんの発症に関係する遺伝子はすでに複数同定されている．そのうち，わが国の臨床上で最も重要とされるのが，**遺伝性乳がん卵巣がん症候群(hereditary breast and ovarian cancer syndrome: HBOC)**である．米国の有名女優が自らの体験を公にしたことで有名になった．HBOCに罹患していることがわかれば，発症前に乳房と卵巣を切除することで発症リスクや死亡リスクを下げることができる．また，リ・フラウメニ症候群(Li-Fraumeni syndrome: LFS)も乳がんの発症頻度が高い．しかし，関連学会の症例報告レベルの非常に稀な症候群である．

わが国では，保険収載されているHBOCが重視されている．保険収載されている疾患については，適切な医療を提供する義務が生じるからである．しかし，乳がん発症のリスクファクターとなる遺伝症候群はHBOCだけではない．欧米ではこうした乳がんのハイリスク遺伝子を網羅的に検査することが一般的になっている．

その他[7]

生活習慣に関わる喫煙や飲酒は乳がんのリスクファクターとされる．また，乳腺に線維腺腫などの良性病変を有する女性は，そうでない女性に比べて乳がんに罹患しやすいことが知られている．さらに，マンモグラフィにて正常乳腺組織がより高濃度で描出される女性も乳がんになりやすいことが示されている．

COLUMN

遺伝性乳がん卵巣がん症候群（HBOC）[10]

　遺伝性乳がん卵巣がん症候群（hereditary breast and ovarian cancer syndrome: HBOC）は，がん抑制遺伝子である *BRCA1* あるいは *BRCA2* に病的バリアント[*1]を認める症候群である．乳がん全体の 5% が HBOC 由来ではないかと考えられている．*BRCA1* と *BRCA2* に病的バリアントがあると乳がんの生涯罹患率は 70% 程度とされる．当初は「わが国では少ないのではないか？」との指摘もあったが，決してそのようなことはなさそうである．今では約 400 人に 1 人は HBOC ではないかと推測されている．検査は採血検体から解析され，3 週間程度で結果が判明する．BRCA 蛋白質は分子量の大きな分子で，解析には相応のコストがかかるため，医療費を確認してあらかじめ患者に説明する．*BRCA1* あるいは *BRCA2* にバリアントを認めるものの，乳がんの罹患率を高めるか否か判明していないことがある．こうしたバリアントを「臨床的意義不明のバリアント（variant of unknown significance: VUS）」と呼んでいる．VUS の多くは病的ではないとされる．

　病的バリアントの有する *BRCA1* と *BRCA2* の違いで臨床上特に重要なのが以下の点である．*BRCA1* ではトリプルネガティブ乳がん（triple negative breast cancer: TNBC）の頻度が高いが，*BRCA2* ではエストロゲン受容体（estrogen receptor: ER）陽性乳がんが多い．*BRCA1* では卵巣がんの生涯罹患率が 40% 程度で 40 歳頃より罹患率が増えるが，*BRCA2* では 20% と若干低値で，50 歳頃より罹患率が上昇する．このことは，次に述べる予防治療を受けるにあたって重要なポイントである．日本人では *BRCA2* の罹患率が比較的高いとされている．

　HBOC の医療で独特なのは，予防的乳房切除，予防的卵巣卵管切除といった予防法が存在することである．いずれも乳がんや卵巣がんの罹患リスクを低下させることが示されている．さらに予防的卵巣卵管切除は生存率も改善することが証明されている．*BRCA1* では 40 歳頃より手術を検討する必要があるが，*BRCA2* ではその点において少し余裕がある．

　HBOC をはじめとした遺伝性腫瘍を診療するうえで念頭に置くべきことは以下の 3 つの点である．

1）不変性：遺伝は個人や医療の努力によって変更することはできない．病

[*1]：「バリアント」と「病的バリアント」．遺伝子の情報は 4 つの核酸の配列（A，C，G，T）で記録されている．この配列が正常の配列（「野生型」という）と異なる場合を「バリアント」と呼んでいる．そしてバリアントが疾病と関係しているときに「病的バリアント」と呼ぶ．バリアントはすべて疾病と関係しているわけではない．

的バリアントを無くすることはできない.

2)予測性:将来どのくらいの確率で乳がん(あるいは卵巣がん)を発症するか予測できる.医学的には,確率に応じて予防対策をとれるというポジティブな側面がある.HBOC であれば,予防的手術を行ったり,検診を密に受診したりするなどの対策である.

3)共有性:たとえば,子どもは 1/2 の確率で親と同じ体質を共有することになる.乳がん患者の多くはすでに家族関係を含めた生活基盤を確立している人が多い.しかし,子どもは結婚を躊躇したり,相手から差別を受けたりしないとも限らない.男児は関係ないと考えられがちではあるが,膵臓がんや前立腺がんのリスクが高まる.また,男児から将来生まれてくるはずの子どもも 1/4 の確率(1/2×1/2)で同じ遺伝子を共有することになる.

　乳腺診療において特に困るのが,乳がんの診断がついたばかりの HBOC 高リスク患者への対応である.中でも乳房温存療法(乳房部分切除術＋術後放射線療法)の適応のある女性での対応が難しい.「乳がんの発症リスクが高い乳房を温存することは妥当か？」という問いが生じるからである.患者は乳がんの診断を告知されて気が滅入っているところに,このような遺伝の説明を聞いて比較的短期間に HBOC の検査を受けるか否かを決断しなくてはならない.患者には遺伝の話まで積極的に求める方とそうではない方がいる.医療者のほうで患者の状況を理解して,患者に不利益がないよう臨機応変に対応する必要がある.なお,HBOC 患者に乳房温存療法を施行すると,温存乳房・反対側乳房から乳がんを発症しやすいが,乳房全切除術と比べても生存率に差はないと報告されている.したがって,筆者を含め,HBOC 患者やその疑いのある患者に乳房温存療法を施行するのは許容されるのではないかと考えている外科医は少なくない[11].

　乳がん治療の専門家を志す外科医や腫瘍内科医は必ずしも遺伝に関心をもっているわけでない.家族性腫瘍の専門家は現在極めて少ない.したがって,自分が仮に専門外と感じても,疾患とカウンセリング法をしっかり学習し,勇気をもって遺伝診療にあたってほしい.未発症者のカウンセリングについては専門家に対応をお願いしている.

REFERENCE（CHAPTER I）

1) がん情報サービス：がん統計 がん種別統計情報 乳房.
   https://ganjoho.jp/reg_stat/index.html （2023 年 7 月 5 日閲覧）

2) Goodman MJ: Breast cancer in multi-ethnic populations: the Hawaii perspective. *Breast Cancer Res Treat* 1991; **18**(suppl 1): S5-9.

3) Bray F, *et al*: Global cancer statistics 2018: GLOBOCAN estimates of incidence and mortality worldwide for 36 cancers in 185 countries. *CA Cancer J Clin* 2018; **68**: 394-424.

4) Arnold M, *et al*: Current and future burden of breast cancer: global statistics for 2020 and 2040. *Breast* 2022; **66**: 15-23.

5) がん情報サービス：がん統計 集計表ダウンロード.
   https://ganjoho.jp/reg_stat/statistics/data/dl/index.html （2023 年 7 月 5 日閲覧）

6) がん情報サービス：がん統計 最新がん統計.
   https://ganjoho.jp/reg_stat/statistics/stat/summary.html （2023 年 7 月 5 日閲覧）

7) 日本乳癌学会（編）：乳癌診療ガイドライン 2 疫学・診断編 2022 年版. 第 5 版. 金原出版, 2022.

8) Kumle M: Declining breast cancer incidence and decreased HRT use. *Lancet* 2008; **372**: 608-610.

9) National Comprehensive Cancer Network（NCCN）: NCCN clinical practice guidelines in oncology. Genetic/Familial high-risk assessment: breast, ovarian, and pancreatic, version 3.2023.
   https://www.nccn.org/professionals/physician_gls/pdf/genetics_bop.pdf （2023 年 7 月 10 日閲覧）

10) 日本遺伝性乳癌卵巣癌総合診療制度機構：遺伝性乳がん・卵巣がん（HBOC）をご理解いただくために. ver. 2022_2.
    https://johboc.jp/wp23/wp-content/uploads/2023/03/hboc_2022_2.pdf （2023 年 2 月 14 日閲覧）

11) Tung NM, *et al*: Management of hereditary breast cancer: American society of clinical oncology, American society for radiation oncology, and society of surgical oncology guideline. *J Clin Oncol* 2020; **38**: 2080-2106.

CHAPTER

II

診断

乳腺専門医は画像所見から
病理組織型を推定している.

SECTION 01 乳腺診療の基本

診断契機は自覚症状と検診受診

　乳腺外来の初診診療は定型的である．まず視触診，マンモグラフィ，乳腺超音波検査を施行し，病変の有無などを検討する．そして，乳がんを否定できなければ針生検を施行し，診断を確定する．病変がみつからなければ，乳房に異常がないかときどき注意を払ってもらいつつ［「ブレストアウェネス(breast awareness)」という］，引き続き検診を受診するように指導する．乳腺外来の初診診療はこの繰り返しである．

　現在，わが国の乳がん患者は，全体の約 1/2 が自覚症状で，約 1/3 が検診において発見されている[1]．自覚症状には乳腺腫瘤のほか，乳頭分泌，乳頭びらん，乳房のひきつれ，乳房皮膚のくぼみ，腋窩腫瘤などがある(図1)．なお，乳房痛のみを主訴にして来院する患者は多いが，経験的には乳がんと関係しないことが多い．

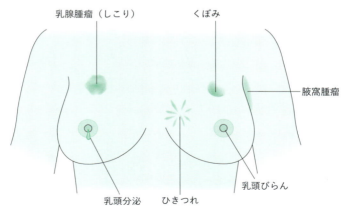

図1 ｜ 乳がんの主な自覚症状

SECTION
02 | 視触診

腫瘍の位置，大きさ，皮膚所見を評価する

腫瘍の評価と記載

１．乳房の「左右」を明確にする

ここでいう「左右」とは，「患者からみた場合の左右」であることを念のために確認しておく．

２．腫瘍の大きさを計測する

腫瘍を認めた場合は大きさを計測する．目分量ではなく，定規やノギスを用いて測定する．

３．腫瘍の位置を表現する

腫瘍の位置については，図2のように乳房を4分割し，A～EとC'の6つの領域で表現することが多い．しかしながら，この表現法は少しアバウトである．

もう少し詳細な表現法として，次のようなものがある．乳頭にアナログ時計の中心を置き，「短針の方向」で腫瘍の位置を表現する（図3）．たとえば，図4であれば，腫瘍は右乳房の1時方向にある．次に乳頭の中心から腫瘍の辺縁までの距離を測定する．いうなれば「短針の長さ」である．これを「乳頭腫瘍間距離（nipple-tumor distance: NTD）」と呼んでいる．この短針とNTDだけで腫瘍の位置をほぼ特定できる．

診断に役立つ所見がほかにあればカルテに記載しておく．たとえば，乳頭陥凹，発赤，皮膚の浮腫，潰瘍形成などである．特に病変直上の皮膚がえくぼのようにくぼむ「えくぼ徴候（dimpling sign）」は乳がんのサインであることが多いので，認めた場合は必ず記載する（図5）．

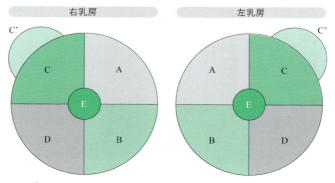

図 2 ｜ 腫瘤の位置の表現法

乳頭を中心に 4 分割し，腫瘤の位置を表現する方法である．内上，内下，外上，外下，中央をそれぞれ A 領域，B 領域，C 領域，D 領域，E 領域とする．"axillary tail" と呼ばれる外上の乳腺が腋窩方向に延び出した領域を C' 領域とする．ただ，表現法としてはややアバウトである．各部位をアルファベットで表現するのも記憶しづらい．

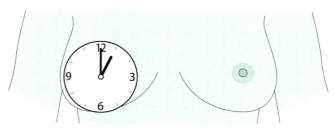

図 3 ｜ アナログ時計を用いた腫瘤の位置の表現法

腫瘤の位置をアナログ時計の短針で表現する．角度 30°単位で方向を示すことができるので，臨床で用いるには十分である．

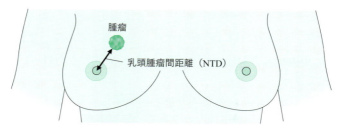

図 4 ｜ 腫瘤の位置の記載例

本図の患者であれば，「右 1 時方向，乳頭腫瘤間距離（NTD）3.0 cm に 1.2 cm の大きさの腫瘤を触知する．えくぼ徴候（dimpling sign）は認めない．右腋窩にリンパ節は触知しない」のように記載する．

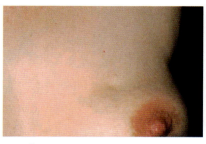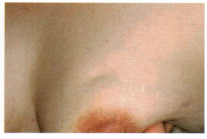

図5 | えくぼ徴候（dimpling sign）

乳がんには周囲組織を引き込む性質のものがある．乳がんが乳腺と皮膚をつなぐクーパー靱帯（Cooper ligament）を引き込むことで，病変直上の皮膚がくぼみ，このような所見が生じる．ただし，炎症などの良性変化でも起こりうるとされる．
（霞　富士雄：乳がん視・触診アトラス．医学書院，2009）

腋窩の触診

腋窩の触診を必ず実施する（図6）．腋窩リンパ節が転移で腫大していると，ステージ（病期）も予後も治療方針も異なってくる．

腋窩の触診では，患者には上腕を少し外転して力を抜いてもらう．そして，検者の示指・中指・薬指をそろえて腋窩に深く挿入し，腋窩リンパ節を腋窩体幹の脂肪組織とともに尾側方向になでおろすようにゆっくり引き下げることで腫大したリンパ節を触知する．これが腫大したリンパ節の有無を診るのに最もよい方法である．腫大したリンパ節があれば，大体の大きさと硬さを評価できる．転移のない軟らかいリンパ節を触知することも多い．

潰瘍化，乳頭陥凹，乳房の変形，皮膚の発赤など，体表から明らかな病変を観察できる場合は患者の了承を得たうえで写真を撮り，カルテとともに保管する．経過の把握に役立つ．

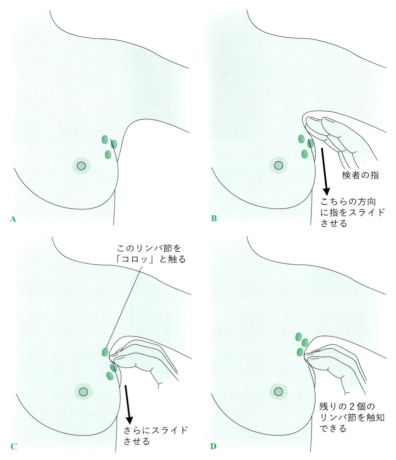

図6 | 腋窩の触診法

示指・中指・薬指ををそろえて腋窩に深く挿入し，尾側方向になでおろすようにゆっくり引き下げる（B → C → D）．腫大したリンパ節を「コロッ」と触知する．

SECTION 03 マンモグラフィ

高濃度乳房（乳腺）では病変が描出されにくい

　マンモグラフィは乳房専用のX線撮影のことである．乳腺診療以外に使用することのない医療機器といっても過言ではない．

　マンモグラフィの読影技術の獲得は容易ではない．日頃から成書[2]や電子書籍[3,4]で典型例に馴染んでおくことと，先輩医師などに教えてもらいながら実地訓練を積んでいくしかない．

撮影手順

　マンモグラフィでは，乳房を上下，左右から挟み込んで撮影するのが基本となる．左右に挟み込むときはやや腋窩方向に傾けるのが一般的である．傾けること

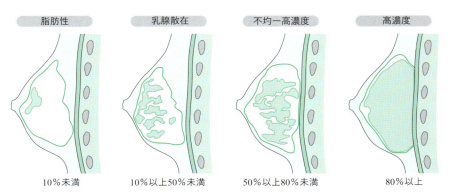

図7　正常乳腺の濃度

正常乳腺の濃度は患者によって異なる．一般的には，①脂肪性，②乳腺散在，③不均一高濃度，④高濃度の4つに分類される．後者になるほど濃度が高く，病変の指摘が困難になる．しかしながら，それぞれの境界は必ずしも明確ではない．

で乳房組織を死角なく描出できる．1乳房2方向なので，1人につき4枚の画像が撮影される．

読影

マンモグラフィの読影では，まず全体をみて患者の正常乳腺の濃度を確認する（図7）．当然，乳がんは乳腺組織が疎な乳房では描出されやすく，乳腺組織が密になるほど描出されにくくなる．マンモグラフィで高濃度に描出される乳房のことを「高濃度乳房（高濃度乳腺）（dense breast）」と呼ぶ．米国のいくつかの州では，被検者が高濃度乳房であった場合，その事実を本人に告知することが法律で義務付けられている．

なお，乳腺組織は一般的に若年期や妊娠期・授乳期の女性では高濃度になり，高齢になるほど乳腺組織が脂肪組織に置き換わって疎となる傾向にある．

SECTION 04 乳房超音波検査

検者の技量と画像の質に依存する

　近年の技術革新により，超音波技術の進歩には目を見張るものがある．乳がんの診断では，高解像度画像を用いて，乳房全体を系統的にスクリーニングする必要がある．

　超音波検査の優劣は検者の技量と検査で得られる画像の質に依存する．病変さえ同定できれば，病変への血流の有無をみる超音波カラードプラ法や，病変の硬度を評価する乳房超音波エラストグラフィ（elastography）など，精度の高い診断に益する技術も開発されている．

読影

　読影は肉眼的な病理形態学から始まる．良性腫瘍の形状は円形や楕円形など

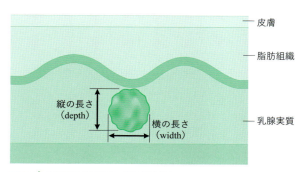

図8 | 腫瘤の縦横比（D/W比）

D/W比は腫瘤の縦の長さ（depth）を横の長さ（width）で除した値である．D/W比が0.7を超えると乳がんの可能性が高いとされる．

23

整った形をしており，鉛筆で境界をなぞることができるほど明瞭である．内部も均一で脂肪組織に近いエコーレベル（輝度）である．

一方，悪性腫瘍の形状は不整形であり，境界も不明瞭である．内部も不均一となる傾向がある．**腫瘤の縦横比（depth width ratio: D/W 比）**（縦径を横径で割った値）が 0.7 を超えると乳がんの可能性が高いとされる（図 8）．

注意点

超音波検査は囊胞（貯留した液体で形成される腫瘤）の診断が得意とされる．一方，内部の液体が混濁する「**濃縮囊胞**」や「**複雑囊胞**」などと呼ばれる真の腫瘤との区別が困難な場合がある．すなわち，濃縮囊胞と判断し，がんを見落としてしまう可能性がある．この鑑別には超音波カラードプラ法が役立つことがある．

SECTION 05 造影乳房 MRI 検査

存在診断に役立つが，質的診断には不十分

意義

　非常に感度の高い検査であり，存在診断に役立つ．ただし，質的診断（腫瘤が良性か悪性か）には不十分であり，生検に代わる検査にはなりえない．

　乳腺外科医にとっては，乳がん病変の切除範囲の決定や，認識していない第二の乳がんの発見に有用である．遺伝性乳がん卵巣がん症候群（hereditary breast and ovarian cancer syndrome: HBOC）のスクリーニングに推奨されている．

注意点

　患者によっては正常乳腺が造影され，病変の同定が困難なことがある．これを避けるには，閉経前患者ではできるだけ月経開始後 5 〜 12 日間に撮影する必要がある．

　MRI に対応しない体内金属のある患者では禁忌である．特に乳房再建のために組織拡張器（tissue expander: TE）を挿入した患者では注意が必要である．入れ墨やタトゥーのある患者では色が薄くなったり，発熱のために熱傷を起こしたりすることがある．また，造影剤の使用が必須であるため，造影剤アレルギー反応を起こしやすい活動性喘息の患者などでは禁忌である．

　加えて，閉所恐怖症患者や 20 〜 30 分間静止することができない患者では検査を完遂できないこともある．

SECTION 06 画像所見から推測する組織型

組織型の特徴を念頭に置く

　乳腺腫瘍の診断では，画像所見から組織型[5]を推測することが重要とされる．良性か悪性かの鑑別はもちろんのこと，悪性腫瘍である乳がんでは組織型の鑑別まで試みる．乳がんの組織型は数多く提唱されているが，日本人乳がんの約9割を占める主な組織型を表1に示す．この7つの組織型を意識するだけでも診断能は大きく向上する．

　ここでは，これらの組織型の画像上の特徴のほか，線維腺腫，葉状腫瘍，乳管内乳頭腫について述べる．

非浸潤性乳管がん

1．特徴

　非浸潤性乳管がんの特徴は，「終末乳管小葉単位（terminal ductal lobular unit: TDLU）」と呼ばれる部分で発生した乳がんが乳管の壁を破壊することなく，乳管の中だけで増殖・進展していく点にある（図9）．乳管の中には脈管（血管やリンパ管）がないのでがん細胞が転移することはない．非浸潤性乳管がんは乳がん

表1 ┃ 乳がんの主な組織型

1．非浸潤性乳管がん
2．浸潤性乳管がん（腺管形成型）
3．浸潤性乳管がん（充実型）
4．浸潤性乳管がん（硬性型）
5．浸潤性乳管がん（その他）
6．浸潤性小葉がん
7．粘液がん

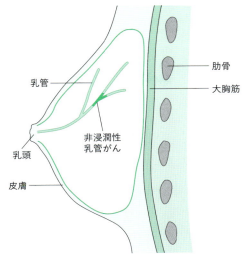

図9 | 非浸潤性乳管がん
乳管内部にだけ乳がんが存在する．

全体の約15％を占めるとされる．
　一方，乳管の外側には**間質**があり，ここには脈管が存在する．乳管の壁を破壊して乳がん細胞が間質に露出することを**「浸潤」**といい，浸潤を伴う乳がんのことを**「浸潤がん」**と呼ぶ．浸潤がんは脈管の流れに沿ってリンパ節や他臓器に広がっていくことがある．浸潤がんである浸潤性乳管がんや浸潤性小葉がん，粘液がんなどはすべて転移や再発をきたす可能性がある．

2. 臨床症状

a. 微細石灰化

　特にしこりを触れないにも関わらず，マンモグラフィを撮影すると「微細石灰化像」と呼ばれる所見を呈し，そこに非浸潤性乳管がんが存在することがある．これは乳管に沿って広がった乳がんが変性をきたした際の所見である．この所見はどの乳がんでも起こりうるが，乳管に沿って広がりやすい非浸潤性乳管がんは特にこうした石灰化をきたしやすい．

b. 血性分泌

　乳管内病変からの出血があると，乳管を通って乳頭から血性分泌をきたす．

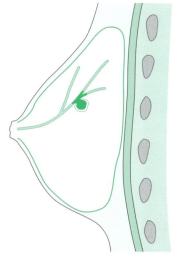

図 10 ｜ 非浸潤性乳管がん（囊胞内がん）
乳管が一部拡張して囊胞内に腫瘤を形成している．

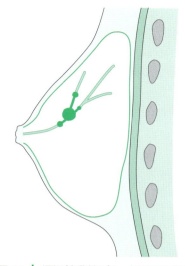

図 11 ｜ 浸潤性乳管がん（腺管形成型）
主体は非浸潤性乳管がんで，所々に浸潤を伴っている乳がんである．

c．腫瘤

　腫瘤を形成する非浸潤性乳管がんもある．時に腫瘤表面に小さな顆粒状の隆起を数多く形成することがある．乳房超音波検査では，腫瘤は周囲の脂肪組織を破壊していない．

　また，囊胞内がんという病状を示すこともある（図10）．触診すると一見良性の腫瘤のように触れるしこりであるが，超音波でみると「囊胞」と呼ばれる液体の袋の中にポリープのような腫瘤が観察される．このポリープ様の腫瘤ががん細胞で形成されていると「囊胞内がん」と呼ばれる．非浸潤性乳管がんがこのような病状をとることがある．

d．その他

　「硬化性腺症」という良性の病変はマンモグラフィにて構築の乱れの所見を示すことがある．この病変にしばしば非浸潤性乳管がんが伴うことがある．

　また，小さな囊胞が局所的に集簇した所見に非浸潤性乳管がんが伴うことがある．

浸潤性乳管がん（腺管形成型）[5]

　前述の**非浸潤がんを主体として，浸潤を伴うタイプの乳がん**である（図11）．この乳がんの特徴は，乳管に沿って乳房の中に広がりやすく，さらに所々に浸潤による複数のしこりを作りやすい点である．実はどの乳がんも程度の差はあれ，乳管に沿って広がる性質を有しており，腺管形成型は他の乳がんに比べてより強くその性質をもっている．

　腺管形成型の典型的な症状は，しこりはビー玉のように硬く，多発する傾向にある．血性分泌を伴いやすかったり，マンモグラフィで微細石灰化を伴いやすかったりするのは非浸潤性乳管がんと同様である．

浸潤性乳管がん（充実型）

　周囲を圧排しながら膨張性に増殖していく乳がんである（図12）．このタイプの乳がんは，ビー玉のように硬く，単発の球形のしこりを作ることが多く，周囲組織を押しのけるように大きくなる．がん組織と正常組織の境界は意外にはっきりしており，良性の線維腺腫と間違われやすい．乳房超音波検査でもマンモグラフィでも境界明瞭な類円形の腫瘤として描出されることが多い．

浸潤性乳管がん（硬性型）

　がん組織周囲に「線維化」と呼ばれる変化をきたしながら増殖するタイプの乳がんである（図13）．マンモグラフィでみると腫瘤から毛羽立ちが，つまり細く尖った線が周囲に向かって放射状に広がってみられる．「線維化」とはこの変化を指した表現である．

　「硬性型」と命名されているが，触診では硬いしこりではなく，むしろ弾力のあるしこりとして触知される．腫瘤自体は硬いが，線維化が周囲の脂肪を巻き込んでいるために硬くは触知されない．むしろ触っただけではしこりとして感じられなかったり，感じにくかったりすることがある．また，硬性型はえくぼ徴候をきたすことが多いが，これも線維化が周囲の皮膚を引き寄せるために起こる所見と考えられている．弾力のあるしこりに触れて，よくみると皮膚がくぼんでいる

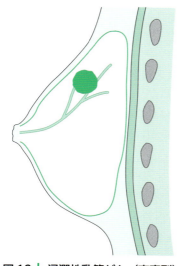 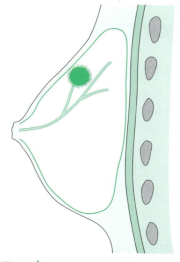

| 図 12 | 浸潤性乳管がん（充実型） | 図 13 | 浸潤性乳管がん（硬性型） |

周囲を圧排しながら膨張性に増殖していく乳がんである．

周囲に線維化を伴いながら増殖していく乳がんである．

というのが，この乳がんの特徴である．線維化の観察にはマンモグラフィが役立つことが多い．

　付け加えるならば，どのタイプの乳がんも進行すると線維化を引き起こし，硬性型に近い形状を呈する．

浸潤性乳管がん（その他）

　①腺管形成型，②充実型，③硬性型の 3 タイプは乳がん全体の約 6 割を占めるとされ，実にポピュラーなものである．「乳がんの御三家」と考えてもよい．だが実際には，厳密な意味において，これら 3 タイプに分類される乳がんはむしろ少ない．多くは「3 タイプの混成型」と呼ぶべき形状をなしている．病理医は病変全体から最も優位にある特徴を見つけ出し，3 タイプのうちの 1 つに分類する．どうしても分類できないケースが「浸潤性乳管がん（その他）」ということになる．

粘液がん

　内部にゼリー状の粘液を豊富に含んだ乳がんである（図14）．顕微鏡で観察すると，粘液の中に乳がん細胞が浮かんでいるようにみえる．乳がん分類では「特殊型」に分類されるが（図15），頻度は4%程度と必ずしも稀ではない．触れると弾力があるしこりとして触知する．進行すると部分的に周囲に線維化を引き起こすという前述の硬性型の性格を帯びてくる．しこりの大きさのわりに再発を起こしにくいとされる．

浸潤性小葉がん

　粘液がんと同じく，乳がん分類では「特殊型」に分類される．頻度は4%程度である．しこりを作る点では他の乳がんと同様である．あえていうなら，「しこりを作る」というよりも「乳腺組織そのものが部分的に硬くなる」という印象である（図16）．病状が進行しないと検査で描出されにくく，診断で意外に難渋する．乳房組織内を広がりやすく，乳房温存療法（乳房部分切除術＋術後放射線療法）を施行する際にも難渋することが少なくない．

線維腺腫

　臨床でよく遭遇する良性の腫瘤である．触診上，特に皮膚との可動性が良好な辺縁平滑な腫瘤として触知する．マンモグラフィでも境界明瞭な腫瘤として描出される．乳房超音波検査では円形や楕円形などの整った形状で，境界明瞭で整，内部均一でエコーレベルが脂肪組織に近いことが多い．ただ，これらの性質は典型例なものであり，乳がんと見誤るような形状の線維腺腫もある．

　診断は，典型例であれば経過観察でよいが，腫瘤が大きければ針生検の施行を検討する．最大径が3 cmを超える場合は，次に述べる葉状腫瘍との鑑別も考慮して，患者には切除を勧める．外科的切除にあたっては，腫瘤成分が遺残しないように切除する．

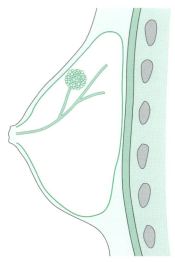

図 14 | 粘液がん
内部に粘液を形成しながら増殖する乳がんである.

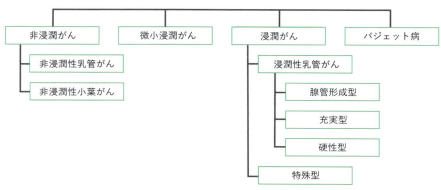

図 15 | 乳がんの分類
(日本乳癌学会:臨床・病理 乳癌取扱い規約.第 18 版.金原出版,2018 より改変)

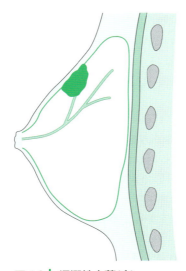

図16 | 浸潤性小葉がん
乳腺組織そのものが部分的に硬くなる乳がんである．

葉状腫瘍

　基本的な画像所見は線維腺腫と同様である．針生検では線維腺腫と葉状腫瘍の鑑別が困難なことが多い．**臨床上，葉状腫瘍の特徴は急速増大**であり，腫瘤径はあっという間に 5 cm，10 cm と大きくなる．

　治療は完全切除である．どの程度サージカルマージン[*1]をとるべきかについての一定した見解はないが，筆者は「1 mm あればよい」という立場である．腫瘤径が大きい場合は乳房全切除術を選択せざるをえない．特に巨大で潰瘍化をきたした場合は，潰瘍形成した乳がんとの鑑別が困難なケースもある．リンパ節転移は稀であり，腋窩の手術は不要である．

　葉状腫瘍は内部細胞の異型度によって，良性，中間型，悪性の 3 つに分けられる．悪性の一部は転移を起こし，致死的な結果をもたらす．転移した悪性葉状腫

[*1]：サージカルマージン（surgical margin：安全域）．腫瘤の切除にあたって，取り残しを防ぐために周囲の正常組織を付けて切除する．このときの正常組織の厚みをいう．

瘍の治療において現時点で勧められる薬剤はない．完全切除が推奨される所以であるが，完全切除したからといって転移を防げるわけではなく，腫瘍の異型度が予後を決定するようである．

嚢胞

　境界明瞭な楕円形の腫瘤である．**内部に嚢胞液が貯留**する．マンモグラフィ上，境界明瞭な腫瘤像あるいは局所的非対称性陰影(focal asymmetric density: FAD)（左右の乳房の実質陰影で非対称な部分）として描出される．乳房超音波検査では，境界明瞭で内部が無エコーであり，後方陰影が著しく増強する腫瘤である．超音波カラードプラ法を施行すると，内部に血流を観察できない．嚢胞が多発する患者も少なくない．

　嚢胞で特に注意すべき点は，嚢胞液が混濁したケースである．「濃縮嚢胞」あるいは「複雑嚢胞」と呼ばれ，いわゆる腫瘤との鑑別が必要になる．濃縮嚢胞を疑った場合は少なくとも超音波カラードプラ法で内部の血流の有無を確認する．また，この鑑別には穿刺吸引細胞診(fine needle aspiration cytology: FNA)が有用である．細胞成分のない嚢胞液を採取できる．時に混濁した嚢胞液で針が詰まることがある．

乳管内乳頭腫

　乳管内に発生する良性の腫瘤である．形状は非浸潤がんに類似する．線維腺腫のように腫瘤を形成することもあれば，嚢胞内腫瘤の形状をとることもある．さらに，拡張した乳管の中に腫瘤が多発するように観察されることもある．非浸潤性乳管がんや浸潤性乳管がん(腺管形成型)との鑑別が必要である．

　確定診断には針生検を実施する．しかし，病理学的な診断に難渋することがしばしばである．臨床医は穿刺吸引式針生検で組織を十分に採取する．それでも診断がつかない場合はサージカルマージンを確保した外科的切除が必要になる．

> COLUMN

乳頭分泌（図 17）

　乳頭分泌を主訴に来院した患者では，乳頭付近を圧迫し，分泌の状態や状況を確認する．乳頭にある乳管開口数は 10 本前後とされ，複数の乳管開口部から白色または透明な分泌を認める場合は，病的意義に乏しいと考えられる．反対側で同じ症状であればなおさらのことである．その場合，マンモグラフィと乳房超音波検査でスクリーニングするだけで十分である．

　問題は，特定の乳管開口部から黄色〜血性の分泌が多量に出る場合である．その乳管開口部の乳管は腫瘤とつながっていると考えてよい．マンモグラフィや乳房超音波検査で描出されない小さな乳がんが血性分泌のみを主症状とすることがあり，診断に難渋する．分泌物の細胞診を行ってもよいが，分泌物中の細胞はどうしても変性をきたす．細胞診断で悪性と診断されても，悪性と最終判断しないようにする．乳管造影検査[*2]，造影 MRI 検査を施行し，病変の位置をできるだけ特定する．なお，一部の施設でしか実施できない検査ではあるが，乳管内視鏡検査[*3]も有用である．最終的には，これらの情報をもとに診断と治療を兼ねて手術を施行するのが最も確実である．

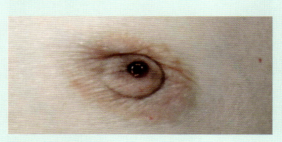

図 17 ｜ 血性分泌
単孔性．仮にマンモグラフィや乳房超音波検査で異常がなくとも乳がんの可能性を否定できない．
（第 110 回医師国家試験）

[*2]：乳汁分泌のある乳管開口部より造影剤を注入する．乳頭をヘアゴムで縛り逆流しないようにしてマンモグラフィを撮影する．乳管内の腫瘤が陰影欠損像として描出される．
[*3]：乳管内を観察するために開発された外径 1 mm 以下の内視鏡．

COLUMN

パジェット病（図18）

　一般的に乳房腫瘤を触知せず，乳頭びらんを主訴とする乳がんである．高齢者に多いとされる．
　病態は，非浸潤がんが乳管に沿って広がり，乳管開口部から乳頭・乳輪部の皮膚に及ぶことで生じる．このケースの非浸潤がんは触知されないことが多い．触知する乳がんであれば，おそらく乳頭びらんの出現前に患者が腫瘤を自覚するであろう．乳頭・乳輪部はもちろんのこと，乳房内に原発巣があるため，乳房全切除術を施行することが多い．予後は良好である．
　診断は，びらん部を生検することで確定する．皮膚科で診断されることが少なくない．
　なお，浸潤がんに伴う乳管内病変が同様の機序で乳頭・乳輪部を侵すことがある．筆者が以前に在籍していたがん研有明病院では，"パジェット病もどき"という意味合いで「パジェトイド」と呼ばれていた．

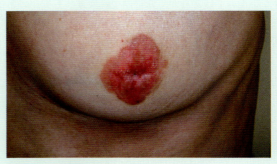

図18 ｜ 乳頭びらん
乳頭びらんを主訴とする乳がん．「パジェット病」といわれる．
（第106回医師国家試験）

COLUMN

検診

　検診の考え方として，病気を発見するだけでは不十分である．検診を受診すれば死亡率が減少することを証明する必要がある．検診はただ勧めればよいというものではないのである．

　マンモグラフィによる乳がん検診を定期的に受診している女性は乳がんによる死亡リスクが減少する．このことは，大規模ランダム化比較試験（randomized controlled trial: RCT）の結果から証明されている．しかしながら，疫学調査によると，乳がん検診が導入されたあとも，本来減少するはずの進行乳がんの頻度は減少していない．また，乳がん死亡率の減少に対する貢献度については，検診の導入よりも治療の進歩のほうが大きく寄与していると考えられている．乳がん検診を懐疑的に捉えている専門医が少なくないことを知っておいてもよいと思う．

　現在，わが国では，超音波検診の妥当性を検証する大規模 RCT が実施されている．その結果，超音波は乳がんを発見する感度が高いことが証明された．加えて，乳がん死亡率がどの程度減少するかが検証中である．

SECTION 07 針生検

成否は生検針の針先を見失わないこと

　乳腺病変の確定診断では生検を実施する．生検の適応は触診，マンモグラフィ，乳房超音波検査の結果から総合的に判断する．そして，乳がんの可能性を否定できない場合に生検を実施する．

　現在，生検は針生検が一般的である．安全かつ確実に施行するために，通常は画像ガイド下に実施される．針生検の施行にあたっては，以下に述べる点を考慮する必要がある．外科的生検（切除生検．診断のために病変を外科的に切除すること）は有用であるが，最後の手段である．

種類と選択

1．針生検（CNB）（図 19-A）

　"CNB（core needle biopsy）" と呼ばれることが多い．CNB では 14 〜 18 ゲージ（G）の針を使い，バネの力で病変の一部を削りとってくる．器械は安価で使い捨てであり，頻用されている．

2．吸引式乳房組織生検（VAB）（図 19-B）

　吸引式乳房組織生検（vacuum-assisted breast biopsy: VAB）では 10 G 前後の針を使い，器械の中にある陰圧発生装置を使って病変を吸引しながら一部組織を切除する．CNB に比べてより多くの組織をとることができる．

3．穿刺吸引細胞診（FNA）（図 19-C）

　穿刺吸引細胞診（fine needle aspiration cytology: FNA）では，カテラン針（採血用の長い細針）を病変に刺し，細胞成分を採取して診断する．安価で診断能が高い．稀ではあるが，線維腺腫を乳がんと誤診してしまうことがあり，近年は確定診断には用いられていない．

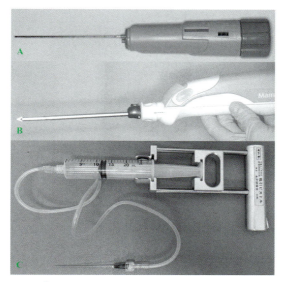

図 19｜3 種類の生検機器

A：針生検（CNB）．装置内部のバネを使って病変を削りとってくる装置．使いやすく，費用も安価である．
B：吸引式乳房組織生検（VAB）．生検針に陰圧装置を装着し，吸引しながら病変を採取する．CNB に比べてより多くの組織を採取できるため，病理診断には有利である．一方でコストが高く，処置後に血腫を作りやすいという欠点がある．
C：穿刺吸引細胞診（FNA）．病変に針を刺し，用手的に陰圧をかけて細胞成分を採取する．安価で診断能が高い．しかし，稀に良性腫瘤を乳がんと診断してしまうことがあり，近年は乳腺病変の確定診断には用いられなくなっている．一方，腫大リンパ節に穿刺し転移の有無を診断する用途には，現在でもよく用いられている．

4．CNB か？　VAB か？

　CNB，VAB の臨床上の相違点として，第一に**採取標本の大きさ**があげられる．病理学的な診断が困難な囊胞内病変や非浸潤がんのような非腫瘤形成性病変では採取標本が大きい VAB を選択したほうがよい．術前化学療法症例においても，病変が消失する可能性を考慮し，VAB を選択したほうがよいかもしれない．

　第二の相違点は**費用**である．VAB では患者負担が大きくなる．VAB を実施する際には，あらかじめ支払金額を伝えておくとトラブルが減る．使用器機も高額である．

画像ガイド下生検

　生検では，病変あるいは採取目標を明瞭に描出するための画像ガイドとして，各種のモダリティを用いる．モダリティには超音波，マンモグラフィ，MRI などがあり，その選択にあたっては汎用性や取り扱いやすさが重要となる．多くの場合は**超音波ガイド下生検が第一選択**になる．

　マンモグラフィガイド下生検（「**ステレオガイド下生検**」と呼ばれることのほうが多い）が選択されるのは，超音波では描出が困難であるが，マンモグラフィでは明瞭に描出される場合である．特に非触知石灰化病変がよい適応となる．構築の乱れ（乳腺の構造が歪んでいる状態）なども適応となりうるが，採取目標を定めにくく，採取標本で病変を確認するのに難渋する．ステレオガイド下生検を施行する場合は病変の位置，乳房の厚み，器械の特性によって難易度が変わるので，必ず放射線技師と相談して適応を確認する．

　ごく一部の施設では **MRI ガイド下生検**も実施している．高額な装置を長時間にわたって占有する必要があり，なかなか普及しないのが実情である．

超音波ガイド下針生検の実際

1．刺入点を決定する

　この手技のコツは「生検針の針先を見失わないこと」である．そのためには，生検針がプローブ面とできるだけ平行になるようにしっかりと傾ける必要がある（図 20）．

　刺入点は病変の辺縁から 3 cm 以上離れた位置とする．生検針と超音波ビームの方向はできるだけ直交させることを意識する．慣れていない場合はプローブに付属するガイドを積極的に活用する．採取の際，生検針の針先はさらに 2 cm 伸びるので，筋肉や胸郭を損傷しないように注意する．

2．局所麻酔をする

　刺入点の皮膚を局所麻酔したのち，超音波ガイド下に生検針が通過する経路を十分に麻酔する．筆者は，病変をカテラン針で串刺にして貫通させることで，その先の領域にもしっかり麻酔薬が届くようにしている（図 21）．針生検では患者に痛みを与えないことが重要である．一度痛い思いを経験すると，二度目以降の

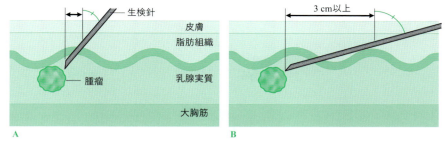

図 20 | 刺入点の決定

生検針の角度を皮膚に沿って刺入すると（皮膚に平行に刺入すると），超音波ビームと直角に近い角度で交わる．B は A に比べて生検針と超音波ビームがより鈍角に交わっている．鈍角であるほど生検針は描出されやすくなる．また，生検針が長く描出されるので針先を捉えやすい．

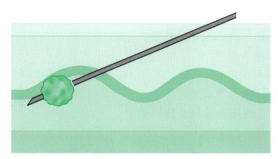

図 21 | 局所麻酔

カテラン針（長い 22 G の針）を用いて，穿刺針が通過する経路を十分に麻酔する．小さな腫瘤の場合は串刺しにして，その先の領域も局所麻酔することがある．

検査で協力を得られにくくなる．異時性乳がん[*4] は意外と多いので，そのようなことがないように努める．

3．刺入点に小さい切開創を置く

刺入点に小さい切開創を置く．生検針が皮膚との摩擦で操作しにくくなることを防ぐ目的で行う．

4．生検針の先を腫瘤に引っかける（図 22）

操作中に患者が痛みを感じたら局所麻酔を追加する．

[*4]：患側の乳がん手術後にまたもう一方の乳房または両側の乳房に新しく乳がんが発生すること．

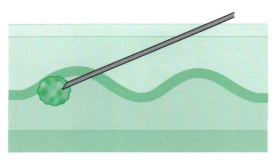

図 22 | 生検針の先を腫瘤に引っかける
ファイヤーの直前に生検針の先端を十分に病変に引っかけておき，確実に採取できるようにする．

5．ロックを外して病変を採取する

この操作を「ファイヤー」と呼んでいる．ロックを外す前に患者に大きな音が出ることを伝えておくとよい．ロックを外した直後の写真を保存しておくと，病変を採取した証拠となりうる．

6．必要に応じて同様の操作を繰り返す

2 回目以降の生検針の経路はどうしても初回と同じ経路を通過しがちである．したがって，特に小さな病変では初回の採取が最も重要である．

7．切開創を処置する

5 分ほど圧迫止血し，切開創を処置する．

病変の位置による難易度の違い（図 23）

生検の難易度は病変の位置によって異なる．病変が**皮膚に近い**ところにあり，かつ**脂肪組織に接して**いれば，生検針の刺入は容易である．一方，しっかりした乳腺組織の奥にある小さな病変での生検針の刺入は難易度が高い．乳腺実質が原因で針先の描出も困難になる．さらに，乳腺実質が物理的抵抗にもなるので，生検針を進めるのに難渋する．

また，良性腫瘤に比べて浸潤がんのほうが周囲組織と固着しているので病変を採取しやすい．

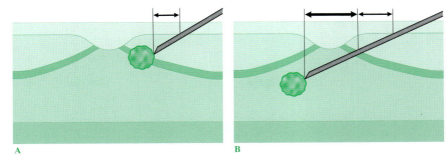

図 23 | 病変の位置による難易度の違い

腫瘤が皮膚に近いところにあり，脂肪組織に接している場合は刺入が容易である．脂肪組織は軟らかいので針を進めやすい．また，生検針と脂肪組織のコントラストが明瞭なため，針先が描出されやすい（A）．腫瘤が皮膚から離れており，乳腺組織に埋没している場合は刺入が難しい．脂肪組織は抵抗があるので針を進めにくい．また，生検針と乳腺組織のコントラストが不明瞭なため，針先を見失いやすい．図中の細い矢印（⟷）で示した部分は針が脂肪組織を通過しているが，太い矢印（⟷）で示した部分は乳腺実質を通過している（B）．

合併症

 出血や血腫は特に VAB できたしうる．十分に圧迫止血する必要がある．局所麻酔薬アレルギーは稀に起こる．迷走神経反射により意識を失う人もいる．気胸をきたすこともある．特に局所麻酔時には注意が必要で，局所麻酔の針先を見失ったときに胸膜を穿刺してしまうことがある．患者にはリスクについてあらかじめ説明しておく．

 また，合併症ではないが，患者には針生検を施行したからといって，必ず診断が確定するわけではないことを伝えておく．特に非浸潤がんを疑うときが当てはまる．

SECTION 08 外科的生検（切除生検）

サージカルマージンを確保した切除を行う

　VABをもってしても診断が確定しないことがある．その場合は病変を切除する必要がある．このとき，乳がんであることがあとで判明しても困らないように，病変が切除断端に露出しないようにサージカルマージンを確保した切除を行う（図24）．一般的に腫瘍切除後の追加切除は乳房の大きな変形をきたすからである．病変が広範囲に及ぶ場合は，患者に十分な説明を行ったうえで，診断に最も適した部分を切除する．この場合，乳がんの診断がついたケースでは乳房全切除術を施行することになる．

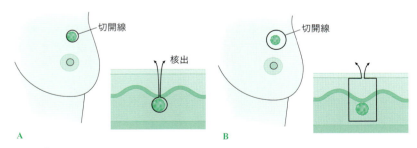

図24｜外科的生検（切除生検）

腫瘍が明らかに良性とわかっている場合は腫瘍を核出すればよい．整容性も保たれる．しかしもし乳がんに対してこのような切除を実施すると広範囲に陽性になり，さらに大きな追加切除が必要になる（A）．腫瘍が良性か悪性かはっきりしない場合は最初から切除断端に病変が露出しないように，サージカルマージンを確保した切除をする（B）．

> **COLUMN**

乳がんを見落とさずに生検するには？

　乳がん診断のための針生検の適応は触診，マンモグラフィ，超音波の結果から総合的に判断するが，実際には判断に難渋することが少なくない．

　これはあくまでも筆者の場合であるが，超音波で厚み 5 mm を超える腫瘤については，良性の確信がないかぎり，積極的に針生検や穿刺吸引細胞診（FNA）を施行することを心がけしている（図 25）．まず意識を向けること自体が重要である．

　また，触知できる腫瘤についても積極的な針生検や FNA の施行を検討している．触知できるということは「硬い腫瘤」を意味し，乳がんの可能性が高まる．患者も自覚していることが多いので，しっかりと検査をすることで無用な不安を与えずにすむ．

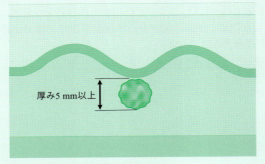

図 25 ｜ 針生検の適応の判断
筆者は，腫瘤の厚み（矢印）が 5 mm を超える場合に積極的に針生検を施行するように心がけている．

COLUMN

針生検で乳がんと診断されない乳がんもある

　本章の冒頭で述べた通り，理学所見，マンモグラフィ，乳房超音波検査を実施して乳がんを否定できなければ，針生検を施行して診断を確定させる．乳がんにかぎらず，がんの最終診断は病理診断である．それでは，針生検で乳がんと診断されなければ，乳がんではないと判断してよいのだろうか？

　その答えは「否」である．針生検は病変にヒットしておらず，病変を採取できていなかったのかもしれない．病変にはがん部と非がん部が混在し，たまたま非がん部を採取していたのかもしれない．一部壊死を起こした乳がんや，硬化性腺症に乳がんが合併するケースがこれに当てはまる．あるいは診断した病理医の経験が浅く，正しい診断をつけられていなかったのかもしれない．

　そうした事態を防ぐには，"画像と針生検の病理結果が矛盾しないか？"を必ず確認することである．画像から病理結果を予測する必要がある．乳腺専門医の存在意義がここにある．

REFERENCE（CHAPTER II）

1) Tada K, *et al*: Characteristics of female breast cancer in japan: annual report of the National Clinical Database in 2018. *Breast Cancer* 2023; **30**: 157-166.
2) 日本医学放射線学会, 日本放射線技術学会: マンモグラフィーガイドライン. 第4版. 医学書院, 2021.
3) 日本乳がん検診精度管理中央機構教育研修委員会: タブレットで学ぶマンモグラフィ 基礎編. 2016.
4) 日本乳がん検診精度管理中央機構教育研修委員会: タブレットで学ぶマンモグラフィ 応用編. 2019.
5) 多田敬一郎: 乳がん―自己発見のために. 風韻楽命レディース専科 Vol 02. 富国生命保険相互会社, 2006: 8-14.

CHAPTER

治療戦略

「適切な治療方針」とは？
ステージとサブタイプを正しく評価し，
検討された治療方針である．

SECTION 01 ステージ（病期）

乳がんの大きさと広がり，転移の有無を評価する

　乳がんに対して適切な治療方針を立てるためには，診断時に病状を正しく評価する必要がある．評価する際の大きなポイントは以下の2つである．

　第一のポイントは本項で述べる「**ステージ（病期）**」である．ステージは，乳がんが体のどこまで広がっているのかを表している．具体的には，乳房内の乳がんの状態，リンパ節への転移[*1]（リンパ節転移）の有無，遠隔臓器への転移（遠隔転移）の有無をもとに判断される．

　第二のポイントは，次項で述べるがん細胞の「**サブタイプ（悪性度）**」である．治療方針の決定のみならず，補助療法（化学療法，ホルモン療法等）の内容を決定する際にも重要である．

　この2つのポイントをもとに治療方針を決定する．これらは乳がん再発や乳がん死亡の可能性の予測にも有用である．

ステージの評価

　ステージは「**TNM分類**」と呼ばれる方法に基づいて決定する．"T" は患側乳房内の乳がんの状態である．"N" はリンパ節転移の有無と範囲である．"M" は遠隔転移の有無である．次に，TNMの各因子について詳述する．

1．乳がんの大きさと広がりの評価

　TNM分類のT因子に相当する．乳がんの大きさや，さらに進行したものでは皮膚や胸壁への病変の広がりを確認し，T0からT4までの5段階でがんの進行度（広がり，転移等）を表す（**表1**）．T因子決定のための乳がんの大きさは，触診に

[*1]：乳がんにおける「転移」とは，乳房以外のリンパ節や臓器にがん細胞が移動して増殖することを指す．

表1 │ T因子

TX	評価不可能.		
Tis	浸潤径＝0mm：非浸潤がん		
T0	原発巣認めず.		
T1	0mm＜浸潤径≦20mm	T1mi	浸潤径≦1mm
		T1a	1mm＜浸潤径≦5mm
		T1b	5mm＜浸潤径≦10mm
		T1c	10mm＜浸潤径
T2	20mm＜浸潤径≦50mm		
T3	50mm＜浸潤径		
T4a	胸壁浸潤.		
T4b	皮膚の浮腫・潰瘍・衛星皮膚結節.		
T4c	上記のT4aとT4bの所見をいずれも有する.		
T4d	炎症性乳がん.		

（日本乳癌学会：臨床・病理 乳癌取扱い規約. 第18版. 金原出版, 2018より改変）

よる大きさではなく「**浸潤径**」[*2]と呼ばれるものの大きさである. ただし, 浸潤径を乳がん手術の前に確定するのは困難なため, 視触診, マンモグラフィ, 超音波検査などをもとに総合的に判断する. 腫瘤が複数ある場合はそのなかで最も大きな浸潤径を採用する.

発赤, 浮腫, 潰瘍といった臨床所見も重視する. これらの所見があればT4bになるし, **炎症性乳がん**[**COLUMN** (p.61)参照]と診断すればT4dとなる.

2. 乳がんの転移しやすいリンパ節の評価

TNM分類のN因子に相当する（**表2**）. まず, **腋窩リンパ節**[*3]への転移の有無を評価する. 腋窩リンパ節の評価は触診, 超音波検査, CT検査で行うことが多い. 明らかにリンパ節が腫大している場合は穿刺吸引細胞診[*4]を施行し, 転移の有無を確認する. リンパ節が腫大していない場合はリンパ節に転移がないもの

[*2]:「浸潤径」とは, 乳がんのしこりを形成している浸潤巣の大きさである. 乳房内の乳がんのしこりは主に浸潤巣と非浸潤巣（乳管内病変）から形成されている. 非浸潤巣（乳管内病変）は, 赤ちゃんに授乳する乳汁の通り道である乳管の中に留まった病変である. 非浸潤巣（乳管内病変）のがんは乳管の壁に取り囲まれており, 大きくなることはあっても, リンパ節や他臓器に転移することはないとされる. 一方, 浸潤巣のがん細胞は乳管の壁のない露出した状態で存在している. この場合, 浸潤巣は周囲と血管やリンパ管に接しており, これらの脈管を介して乳がんは転移しうると考えられている.

[*3]: わきの下にあるリンパ節.

[*4]: ここでの「穿刺吸引細胞診」は, 採血用の注射器でリンパ節を刺して内容物を吸い出し, その中にがん細胞が含まれるか否かを顕微鏡で調べる検査を指す.

表 2 │ N 因子

NX	評価不可能.
N0	転移リンパ節を認めず.
N1	腋窩リンパ節転移を認める[*1]. 可動性がある.
N2a	腋窩リンパ節転移を認める[*1]. 周囲組織へ固定あるいはリンパ節同士が癒合している.
N2b	内胸リンパ節にのみ転移を認める.
N3a	レベル III の腋窩リンパ節に転移を認める[*2].
N3b	腋窩リンパ節と内胸リンパ節のいずれにも転移を認める.
N3c	鎖骨上リンパ節に転移を認める.

[*1]：このリンパ節はレベル I, II である［「CHAPTER IV 乳房再建」の図 5(p.77)を参照］.「レベル I リンパ節」とは，腋窩領域のうち，鎖骨下静脈の尾側・小胸筋外縁の外側にあるリンパ節である.「レベル II リンパ節」とは，鎖骨下静脈のすぐ尾側で小胸筋の背側にあるリンパ節である. これらはレベル I リンパ節とつながった領域を形成している. 大胸筋と小胸筋に囲まれた領域のリンパ節も含めることがある.

[*2]：「レベル III リンパ節」とは，鎖骨下静脈の尾側にあって小胸筋内縁の内側にあるリンパ節である［「CHAPTER IV 乳房再建」の図 5(p.77)を参照］. これらはレベル II リンパ節の領域とつながっている.

（日本乳癌学会：臨床・病理 乳癌取扱い規約. 第 18 版. 金原出版, 2018 より改変）

（N0）として対応する. しかし，腫大していないリンパ節にも転移していることがある.

腋窩リンパ節のほか，内胸リンパ節[*5]，鎖骨上リンパ節[*6]を超音波検査や CT 検査で評価する. 疑わしい場合は PET-CT 検査[*7]を追加することもある.

3. 遠隔転移の評価

TNM 分類の M 因子に相当する（**表 3**）. 腋窩リンパ節に明らかな腫大がなければ非造影（造影剤を使わない）CT 検査で評価する. 通常，局所が進行していなければ遠隔転移を起こしているリスクは極めて低い. それでも CT 検査を施行するのは，将来，転移が疑われる所見を認めた際，比較検討するのに有用だからである.

リンパ節転移を認めた場合や，乳がんの大きさを T3 以上と評価した場合には**造影 CT 検査**を施行する. 遠隔転移を起こしている可能性が高いからである. さらなる進行がんのケースでは PET-CT 検査や骨シンチグラフィの実施も検討する.

[*5]：胸骨のすぐ外側で，内胸動静脈の周囲に存在するリンパ節.

[*6]：鎖骨の頭側に存在するリンパ節. このリンパ節に転移があると遠隔転移ほどではないものの，将来乳がんによる死亡リスクが高いとされる.

[*7]：ブドウ糖に放射性同位元素（radioisotope: RI）を結合させたものを注射する. がん細胞はブドウ糖をよく吸収する性質があるので，CT 画像で RI の広がりからがん細胞の有無や広がりがわかる. がんでなくとも吸収されることがあるため，最終判断には注意が必要である.

表3 | M因子

M0	遠隔転移を認めない.
M1	遠隔転移を認める.

(日本乳癌学会:臨床・病理 乳癌取扱い規約. 第18版. 金原出版, 2018 より改変)

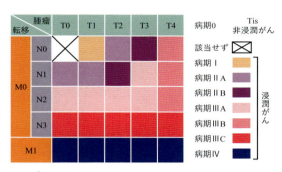

図1 | ステージ分類
(日本乳癌学会:臨床・病理 乳癌取扱い規約. 第18版. 金原出版, 2018 より改変)

もし転移を疑う所見があれば積極的に生検[*8]を実施し,病理学的に遠隔転移の確定診断を実施する.

4. ステージの確定

TNMが決まったら,それを図1に当てはめるとステージ,すなわち乳がんの病期が決まる.当然のことながら,ステージが高いほど乳がんは進行しており,将来乳がんが再発したり,乳がんで死亡したりする確率が高くなる.ステージは治療方針の枠組みを決めるうえでも重要である.これは,乳がんの治療がステージ0,ステージⅠ~Ⅲ,ステージⅣの三者でまったく異なるからである(表4).

a. ステージ0

ステージ0の乳がんは**非浸潤巣(乳管内病変)のみから形成され,浸潤巣が存在しない病変**である.乳がん細胞は乳管の壁で周囲から隔絶されており,周囲の脈管(リンパ管,血管)と交通することはない.すなわち,転移や再発を起こさない

[*8]:ここでの「生検」は,転移が疑われる病変の一部あるいは全部を採取し,転移があるかどうか調べることを指す.画像機器と技術の進歩とともに,より安全に生検を行えるようになってきた.たとえば,超音波ガイド下肝生検,CTガイド下骨生検,胸腔鏡下肺生検などがある.診断目的のほか,後述するサブタイプの分類にも役立つ.サブタイプは乳房内病変と転移病変とでは異なることがある[1].

表4 | ステージと治療方針

ステージ	組織型	遠隔転移	治療方針	生命予後[*1]
0	非浸潤がん	なし	局所療法	極めて良好.
I〜III	浸潤がん	なし	集学的治療	治癒可能だが,治癒確率は100%ではない.
IV	浸潤がん	あり	緩和的治療	治癒困難.

[*1]：治療後の治療結果のこと．

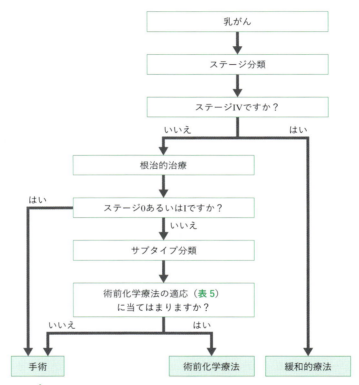

図2 | 乳がんの治療方針の検討

病変である．したがって，ステージ0を疑った場合は手術や放射線療法を実施する．ステージ0の乳がんはそれだけで治癒が可能とされている．ただし，ステージ0の診断は，手術を実施して病変全体を観察しなければ確定できない．手術病理の結果によって，確定診断ではステージI以上の診断となることもある．

表 5 | 術前化学療法の適応

1. リンパ節転移陽性症例	細胞診などで転移を証明するのが望ましい.
2. 浸潤径 3 cm 以上と考えられ，右記のいずれかを満たす症例	a. HER2 陽性乳がん b. トリプルネガティブ乳がん（TNBC）
3. 明らかな局所進行乳がん	N2，N3，T4 のいずれかが当てはまる症例

b. ステージ I ～ III

ステージ I ～ III の乳がんは欧米では「早期乳がん（**early breast cancer**）」と呼ばれ，手術，ホルモン療法，化学療法，放射線療法を組み合わせて治療する．このように複数の治療法を組み合わせて行う治療のことを「**集学的治療（multidisciplinary treatment**）」と呼んでいる．治療目標は患者の生存である．このグループの乳がん患者は集学的治療で治癒確率を向上させることができる．しかし現在の医学では，集学的治療を実施しても浸潤がんの患者を 100 ％ の確率で治癒させることは困難である．

c. ステージ IV

ステージ IV の乳がんは遠隔転移を有し，「**転移・再発乳がん（metastatic breast cancer**）」と呼ばれる．このグループの患者は現在の医学では治癒困難と考えられている．そのため，ステージ IV の患者では，苦痛を回避して生活の質（quality of life: QOL）を維持したうえで長く生存するための治療を行う．こうした治療のことを「緩和的治療（palliative treatment）」と呼んでいる．

一般的に遠隔転移のあるステージ IV の乳がん患者では通常は手術を実施せず，緩和的治療を実施する（図 2）．多くの場合，ホルモン療法や化学療法などが選択される．

ステージ 0 あるいはステージ I の乳がん患者についてはまず手術を実施する．

ステージ II あるいはステージ III の乳がん患者に対しては手術の前に化学療法を実施することがある．「術前化学療法」と呼ばれる．どのような症例に術前化学療法が実施されるのかは次項で述べるサブタイプ分類も考慮して決定される．

SECTION

02 サブタイプ（悪性度）

乳がん細胞の悪性度を評価する

　術前に化学療法を施行することでいくつかのメリットが生じる患者がいる．そうした患者では術前化学療法を行ってから手術を実施する．術前化学療法の適応を考える際には，以下に述べるようなサブタイプの分類が必要である．サブタイプを知ることでがん細胞の悪性度がわかり，ステージ(病期)と合わせて考えることで化学療法の内容と必要性がより明確になる．

サブタイプの分類

　TNM 分類によるステージ分類は極めて重要であるが，乳がんではさらにがん細胞の悪性度を加味して治療方針を決めている．この悪性度による分類のことを「**サブタイプ分類**」と呼んでいる．サブタイプの分類には，針生検に免疫染色[*9]などの検査を追加して，エストロゲン受容体(estrogen receptor: ER)[*10]，プロゲステロン受容体(progesterone receptor: PgR)[*11]，ヒト上皮増殖因子受容体 2 型(human epidermal growth factor receptor type 2: HER2)[*12]，Ki67[*13]，異型度[*14] などを測定し，評価する必要がある．**表 6** に分類法をまとめた．

[*9] : がん細胞の構成成分には様々な機能をもつ蛋白質が含まれる．ER, PgR, HER2, Ki67 はすべて蛋白質である．ここで特定の蛋白質にだけ反応する抗体に目印を付けた特別な抗体を作成する．そしてこの抗体を患者のがん細胞と反応させて目印の有無を顕微鏡で確認する．免疫染色はこうすることで患者のがん細胞に特定の蛋白質が存在するか否かを調べる検査法である．乳がんの治療方針を立てるうえで必須の検査である．

[*10] : エストロゲン(女性ホルモン)と結合する蛋白質である．結合すると乳がん細胞が増殖することが知られている．

[*11] : エストロゲンと ER が結合すると増える蛋白質とされる．PgR 量が少ないと再発しやすい傾向があると判断している．

[*12] : 乳がん細胞の増殖を促す蛋白質とされる．およそ 20 年前までは再発しやすい乳がんの指標とされていたが，トラスツズマブ(HER2 蛋白質に結合する人工的に作成した抗体)を患者に投与することで再発しにくくなった．

[*13] : 現在まさに増殖中の乳がん細胞がもつ蛋白質である．Ki67 をもつ乳がん細胞の割合は百分率で表現され，値が大きいほど再発しやすいとされる．評価基準は未だ明確ではないが，「10 % 以下を低値とする」という点では一致しているようである．

表6 | サブタイプ分類

ヒト上皮増殖因子 受容体2型(HER2)	エストロゲン受容体(ER)	
	陽性(1% 以上)	陰性(1% 未満)
陰性	ER 陽性 HER2 陰性乳がん 1. luminal A タイプ 　異型度が低く, 低増殖能. 2. luminal B タイプ 　異型度が高く, 高増殖能.	トリプルネガティブ乳がん(TNBC)
陽性	トリプルポジティブ乳がん	ER 陰性 HER2 陽性乳がん

　ER 陽性 HER2 陰性乳がんはサブタイプ分類のなかで最も症例数が多いグループである. このグループは異型度が低く増殖力の弱い **luminal A タイプ**と異型度が高く増殖力の強い **luminal B タイプ**に亜分類される. 一般的に luminal A タイプは組織学的異型度と核異型度が低く, PgR は陽性で, Ki67 は低値(13% 以下)の傾向があり, luminal B タイプはその反対である. もちろん, すべての因子が同じ傾向を示すわけではなく, これらの因子を概観して総合的に判断している. ER 陰性(PgR 陰性)HER2 陰性乳がんは「**トリプルネガティブ乳がん(triple negative breast cancer: TNBC)**」と呼ばれる. 4 つのサブタイプ分類では最も悪性度が高いとされている. **ER 陰性 HER2 陽性乳がん**は増殖力の強い予後不良乳がんであるが, 後述するトラスツズマブの使用により治療成績が改善した. ER 陽性 HER2 陽性乳がんは「**トリプルポジティブ乳がん**」と呼ばれることがある. トラスツズマブのほか, ホルモン療法にも反応する.

---

[14]：顕微鏡で観察すると, がん細胞の形と配列は正常細胞とは異なっている. これを「異型度」と呼ぶ. 一般的に, がん細胞の悪性度が増すほど, その形や配列は正常細胞のそれとは大きく異なってくる(すなわち, 異型度が高度になる).「核異型度」はわが国で使用される異型度の指標で, 1, 2, 3 の算用数字で表現される.「病理組織学的異型度」は欧米で使用される異型度の指標で, I, II, III のローマ数字で表現される. いずれも数字が大きいほど異型度が高く, 再発しやすいとされる.

SECTION 03 術前化学療法

術後に強力な化学療法が必要と確信がもてるときに実施する

術前化学療法のメリットとデメリットを以下に述べる（**表7**）.

メリット

1. 治療効果を確認できる

化学療法の施行によって腫瘍が縮小していけば，患者も医療者も治療効果を実感できる．化学療法を継続する際の動機付けになるし，副作用も受け入れやすくなる．逆に腫瘍が増大した場合，治療継続の妥当性はなくなる．中止することで効果のない化学療法の副作用を我慢しないですむ．**治療効果の確認**は術前化学療法を進めるにあたってすべての症例に当てはまるメリットである．

2. 縮小手術を可能にする

局所進行した乳がんでも，広く切除すればがん組織を切除することは可能である．しかし，そうすると組織が欠損して傷がむき出しになってしまう．この場

表7 │ 術前化学療法のメリットとデメリット

メリット	1. 治療効果を確認できる. 2. 縮小した手術が可能になる可能性がある. 3. non-pCR 症例[*1] に対しトリプルネガティブ乳がん（TNBC）あるいはヒト上皮増殖因子受容体2型（HER2）陽性乳がんの患者に対して術後に追加の治療を実施することで生存率を改善する. 4. TNBC に対して免疫チェックポイント阻害薬（ICI）を併用した強力なレジメン（化学療法の方法）が開発されている.
デメリット	不必要あるいは過剰な化学療法を実施する可能性がある.

*1: 術前化学療法を施行したにも関わらず，がん組織の遺残が認められた症例［病理学的完全奏功(pCR)を得られなかった症例(non-pCR)］.

合，組織の欠損部に対して形成外科医に依頼して患者自身の他部位の組織を欠損部に移植することで対処する（自家移植）．そうすることで相当数の乳がんは手術可能である．しかし，このような手術は局所再発のリスクが高いうえに，患者の負担も大きくなる．化学療法によって自家移植が必要なくなるくらい腫瘍が小さくなってくれれば**手術侵襲**[*15] **が減り**，病変の切除が可能となる．

　腫瘍を小さくすることで**乳房温存療法**（乳房部分切除術＋術後放射線療法）に手術を縮小しようとする考え方があり，術前化学療法の有用性を支持する報告もある．実際，HER2 陽性乳がんやトリプルネガティブ乳がん（triple negative breast cancer: TNBC）では有用なこともある．しかし，特に ER 陽性 HER2 陰性乳がんでは腫瘍が期待通りに縮小することは少なく，腫瘍量が減少した場合でも切除範囲は減少しないことのほうが多い．したがって，手術の縮小を目的とした術前化学療法を施行した場合でも，結果的に乳房を温存できないことも少なくない．

　現在，乳がんの腋窩リンパ節転移例に対して術前化学療法を施行し，転移巣を消失させて腋窩リンパ節郭清術を省略する研究が進行中である．

3．病理学的完全奏功（pCR）を得られなかった症例（non-pCR）に対して術後補助療法を強化できる

　ここでは，「術前化学療法後の手術病理検体で原発部の浸潤巣とリンパ節転移が消失した場合」を**病理学的完全奏功（pathological complete response: pCR）**と定義する．そして，pCR を得られなかった症例（**non-pCR**）は，pCR を得られた症例に比べて予後不良であることが知られている[2]．この non-pCR に対して，術後の治療を強化することで生存率が改善することが示されている．具体的には，TNBC に対してカペシタビンを投与する．また，HER2 陽性乳がんに対してトラスツズマブ エムタンシン（T-DM1）を投与する．ER 陽性 HER2 陰性乳がんについてはこのような報告はまだない．

4．術前化学療法を前提とした強力なレジメンが開発されている

　TNBC に対するペムブロリズマブによる化学療法は術前使用が前提となっている[3]．

[*15]：手術による患者の負担．手術範囲が広くなるほど痛みが強く，また術後の傷の回復にも時間がかかり，ほかのトラブルも起こりやすくなる．

デメリット

一方，術前化学療法では以下のデメリットがある．

1．不必要あるいは過大な化学療法を実施してしまう

術前に浸潤巣の大きさを評価するのは困難である．乳管内病変を主体とする大きな病変の場合，中には化学療法が不要であったり，実施するにせよ特に副作用の強いアントラサイクリン系抗がん剤を避けられたりする症例が存在する．

適応と注意点

1．適応

ステージ II 〜 III の患者における術前化学療法の適応の決定では，ステージとサブタイプを検討し総合的に判断する．基本的には表 5 に従って決定するが，その背景となる基準は「術前情報だけで，術後に強力な化学療法が必要である」という確信をもてるか否かである．

「N2，N3，T4 の局所進行乳がん」が術前化学療法の適応となることにおそらく異論はないであろう．また，上記のような局所進行乳がんでないものについては，「腋窩リンパ節転移陽性」または「浸潤径 3 cm 以上」が術前化学療法の適応条件と考えている．しかし，術前に浸潤径を正確に知ることは困難であることを念頭に置いておく必要がある．臨床上，浸潤径が 3 cm ありそうであっても，乳管内病変が主体であることもありうる．リンパ節転移のない T1a 乳がんであれば化学療法の適応となることは稀である．筆者は，判断に迷ったときは手術先行としている．手術病理の結果がわかったほうがより適切な薬剤を選択できるからである．TNBC と HER2 陽性乳がんも再発高リスクの乳がんであり，術後化学療法を考慮する．ただし，これだけの条件で実施されることはない．

2．注意点

術前化学療法施行時，特に TNBC や HER2 陽性乳がんでは病変が消失してしまうことがある．したがって，可能であれば乳房組織マーカーを挿入しておく．もし挿入できないのであれば，あらかじめ病変をマジックでマーキングし，あとで再現できるランドマーク（乳頭，黒子等）と定規を撮影範囲に含めた写真を撮っておく．そうすることで，病変が消失してもどこを切除すればよいかを明確にできる．

COLUMN

炎症性乳がん

非常に有名かつ重要な病態であるが，実に多くの定義が提唱されていて混乱している．*Rosen's Breast Pathology* には，「びまん性の紅斑と浮腫を主徴とした peau d'orange（オレンジ皮様皮膚）が乳房の 1/3 以上を占める乳がん」と記載されている[4]．病態の機序として，乳房皮膚リンパ管内にがん細胞が充満している状態，あるいはリンパ節転移がリンパの流れを阻害している状態により，リンパの流れがうっ滞すると考えられている．ただし，病理組織学的に明らかな皮膚リンパ管内腫瘍栓が証明されても，上記症状がなければ「炎症性乳がん」とは呼ばない．あくまでも診察に基づく病名である．

その特徴は，この特異な診察上の所見と再発しやすい点である．有名ではあるものの，頻度の低さや定義が曖昧なことで特別な治療法は存在しない．

COLUMN

サブタイプ分類の由来

「サブタイプ（subtype）」という言葉は "intrinsic subtype" に由来する．そもそもは，乳がん細胞の遺伝子発現パターン[*16] を多変量解析で分類する際に 5 つのサブグループを表わす用語として使われた[5]．これが ER・HER2 の発現パターンや実臨床の予後とよく一致したため，その用語が流用されたようである．すなわち，ER 陽性 HER2 陰性は luminal A あるいは luminal B，HER2 陽性は ERBB2[*17]，そして TNBC は basal とよく一致していた．

現在では，luminal A は ER 陽性 HER2 陰性のなかでも予後良好なもの，luminal B は ER 陽性 HER2 陰性のなかでも予後不良で術後化学療法を検討するべきものを指すようになっている．もともとは遺伝子発現パターンから流用されたものなので，臨床での用語の使い方に混乱がある．

[*16]：乳がん細胞の中に非常に多く存在する遺伝子の働き具合を一つひとつ調べ，正常細胞の中にある同じ遺伝子の働き具合と比較したもの．
[*17]：erb-B2 受容体チロシンキナーゼ（erb-B2 receptor tyrosine kinase 2）．

COLUMN

治療前に配慮するべきこと

1)家族歴：がんの家族歴のなかでも，特に乳がんと卵巣がんを中心に確認しておく．患者の年齢と既往歴，がんのサブタイプを考慮し，遺伝性乳がん卵巣がん症候群（hereditary breast and ovarian cancer syndrome: HBOC）の検査の適応になるか検討する（表8）．

2)若年女性：妊娠可能女性では妊孕性[*18]について配慮する．化学療法を実施すると，妊娠力が低下する可能性がある．特に術前化学療法の適応があり妊孕性温存を希望する症例では受精卵保存や卵子保存の準備を急ぐ必要がある．妊孕性温存療法を受けない患者は少しでも卵巣を保護することを目的に化学療法開始の1週間以上前に黄体形成ホルモン放出ホルモン（luteinizing hormone-releasing hormone: LH-RH）作動薬の投与を検討する[6]．45歳以下の乳がん患者はHBOCの検査に保険適用がある．特に乳房温存療法（乳房部分切除術＋術後放射線療法）を予定している患者には検査の選択肢を提示する必要がある．

3)全身状態の評価：少なくとも既往歴，薬物アレルギー歴，投薬リストは確認する．特に薬物アレルギー歴と喘息は造影剤使用の可否にも役立つので必ずチェックする．術前検査は施設の方針に従って実施する．最低でも血液検査，胸部単純X線検査，心電図検査は実施する．心血管リスクがある患者や心電図異常患者については循環器医に相談する．糖尿病患者は専門医に依頼して血糖値を安定させておく．血糖を安定させるた

表8 │ *BRCA1/2* 遺伝学的検査が保険適用となる場合（2023年12月時点）

・がん治療において，分子標的薬オラパリブの適応の有無を判断する場合
・45歳以下で乳がんと診断された
・60歳以下でトリプルネガティブ乳がん（TNBC）と診断された
・両側の乳がんと診断された
・片方の乳房に複数の乳がん（原発性）を診断された
・男性で乳がんと診断された
・卵巣がん・卵管がん・腹膜がんと診断された
・乳がんと診断された患者の血縁者[*1]に乳がんまたは卵巣がんの発症者がいる

[*1]：血縁者の範囲は，父母，兄弟姉妹，異母・異父の兄弟姉妹，子ども，甥・姪，父方あるいは母方の叔父・叔母・祖父・祖母，大叔父・大叔母，従妹，孫など．
［日本遺伝性乳癌卵巣癌総合診療制度機構：遺伝性乳がん卵巣がん（HBOC）をご理解いただくために．ver.2022_2］

[*18]：将来にわたって妊娠できる可能性のこと．

めに早めに入院させる準備をする．抗凝固作用のある薬を内服している患者は施設の基準に従って対応しておく．

4)その他：乳がんの診断を受けると患者は不安になり，抑うつ的になることがある．程度が重いと思ったときは精神科などに併診を依頼する．経済的な基盤がないと治療を継続できないので，仕事はできるだけ辞めないようにお願いしている．そして経済的な不安の有無に関わらず，将来にわたって不安なく治療が受けれるようにがん相談支援センター[19]に援助を依頼する．

---

[19]：がんについての一般的な情報のほか，療養，就労などに関する情報を提供し，患者が相談できる窓口．全国のがん診療連携拠点病院や地域がん診療病院に設置されている．

REFERENCE（CHAPTER III）

1）Liedtke C, *et al*: Prognostic impact of discordance between triple-receptor measurements in primary and recurrent breast cancer. *Ann Oncol* 2009; **20**: 1953-1958.

2）Cortazar P, *et al*: Pathological complete response and long-term clinical benefit in breast cancer: the CTNeoBC pooled analysis. *Lancet* 2014; **384**: 164-172.

3）Schmid P, *et al*: Event-free survival with pembrolizumab in early triple-negative breast cancer. *N Engl J Med* 2022; **386**: 556-567.

4）Hoda SA, *et al*: *Rosen's Breast Pathology*. 5th ed. Walters Kluwer, 2021.

5）Sorlie T, *et al*: Repeated observation of breast tumor subtypes in independent gene expression data sets. *Proc Natl Acad Sci USA* 2003; **100**: 8418-8423.

6）Del Mastro L, *et al*: Effect of the gonadotropin-releasing hormone analogue triptorelin on the occurrence of chemotherapy-induced early menopause in premenopausal women with breast cancer: a randomized trial. *J Am Med Assoc* 2011; **306**: 269-276.

CHAPTER

IV

手術

乳がん手術の意義は？
手術は治療の根幹をなす治療法である．
安全性が高く，手術だけでも治癒しうる．

SECTION 01 術式の分類と選択

術式は患者の病状や希望を勘案して決定する

　今日のステージ I 〜 III の乳がんの治療では，手術，ホルモン療法，化学療法，放射線療法を組み合わせた集学的治療（multidisciplinary treatment）が行われる．そのなかにあって，手術は今もなおがん治療の根幹をなす治療法である．乳がんは手術だけでも治癒しうる．そして乳がん手術の安全性はとても高い．

術式の分類

　乳がんの手術では，通常，乳房に対する手術と腋窩に対する手術が行われる．乳房では，**乳房温存療法**（乳房部分切除術＋術後放射線療法）あるいは**乳房全切除術**のいずれかの術式が施行される．腋窩では，腋窩リンパ節郭清術あるいはセンチネルリンパ節生検術のいずれかの術式が施行される[*1]．

　このように，乳がん手術には大きく 4 種類の術式が存在する（**表 1**）．

術式の選択

　手術の術式は，患者の病状や希望を勘案して決定する．乳房温存療法の適応がある患者には，**表 2** に示す乳房温存療法と乳房全切除術の違いを説明したうえで，最終的な術式を決める．

1. 乳房温存療法と乳房全切除術

　乳房温存療法では，がん細胞が遺残しないように乳房の一部を部分切除し（乳房部分切除術），大部分を残す術式である．局所再発のリスクを下げるために，

[*1]：小範囲の非浸潤がんなどでリンパ節に転移がないと判断される場合，腋窩の手術は省略されることがある．また「サンプリング」といって，センチネルリンパ節以外に周囲のリンパ節を数個切除することがある．

表1 | 乳がん手術の術式

乳房温存療法	・センチネルリンパ節生検 ・腋窩リンパ節郭清術
乳房全切除術	・センチネルリンパ節生検 ・腋窩リンパ節郭清術

小範囲の非浸潤がんなどでリンパ節に転移がないと判断される場合，乳房部分切除術のみを実施し，腋窩リンパ節郭清術を省略することがある．また，乳房全切除術では患者の希望により一次再建（同時再建）することがある．

表2 | 乳房温存療法と乳房全切除術の違い

	乳房温存療法	乳房全切除術
乳房の切除	乳房を残せる	乳房を失う（再建という選択肢がある）
乳房の形状	変形する	
術後放射線療法	必要（16〜30回の通院）	リンパ節転移がなければ不要
再手術	ありうる	可能性が低い
生存率	有意差なし	

術後は温存乳房に放射線照射を行う．

　一方で，乳がん細胞は周囲組織に直接広がっていくほか，乳管やリンパ管に沿って広がりやすい性質をもつ．したがって，「病変を取り残さない」という観点からは，乳がんを乳房ごと切除する乳房全切除術は優れた術式である．ただ，患者は女性のボディイメージの象徴ともいえる乳房を失うことになる．

a. 生存率

　ここで大切なのは，**乳房温存療法と乳房全切除術の生存率に差はない**ことである．温存乳房に乳がん細胞が遺残すると，「それが原因で乳がん死亡率が高くなる」と不安に思う患者がいる．当然の懸念ではあるが，ランダム化比較試験（randomized controlled trial: RCT）の結果から，生存率に差はないことが証明されている．

b. 患者の負担

　乳房を温存した場合，手術病理結果でがん細胞の遺残が判明すれば再手術が必要になる．また，術後の放射線療法として16〜30回の通院が必要となる．

c. 乳房の形状

　乳房を温存するとどうしても乳房の変形が起こる．乳房温存療法に適した条件

表3 | 乳房温存療法に適した条件

病変の因子	・小さい病変 ・外上領域(C領域)にある病変 ・乳頭から離れた病変 ・乳腺の末梢にない病変
乳房の因子	・大きな乳房 ・脂肪成分が少ない乳房

を**表3**にまとめた．乳がんの病変が小さい場合は，温存できる乳腺量が大きくなるので，乳房の形状の温存に有利である．逆に病変が大きいほど，乳房の形状の温存に不利になる．病変の位置も重要である．外上領域(C領域)はもともと乳腺組織が豊富とされており，部分切除後の変形は最も軽度である．乳頭に近い病変は乳頭の位置がずれやすく，左右差が目立ちやすい．乳腺末梢の病変は欠損部を埋める組織に乏しく，陥凹が目立ちやすい．

また相対的な問題として，乳房の大きい女性のほうが温存に向いている．乳腺組織が疎に分布する脂肪性乳腺では術後収縮を起こしやすく，意外に変形が目立ちやすい．乳房温存療法の限界となる切除の大きさを決めるのは容易ではないが，乳腺を 25 ％以上切除しなければならない場合は温存を避けたほうがよい．乳房全切除術を実施し，希望があれば乳房再建術を実施する．

d．非浸潤がん

乳房温存療法は非浸潤がん患者でも実施される．乳房温存療法と乳房全切除術の間に生存率の差はないことは前述の通りである．ただし，この成績は浸潤がん患者に対するものである．**非浸潤がん患者では同様の比較試験は実施されていない**．非浸潤がんはもともと治療成績が優れているため，試験を行っても生存率の差は検出できないためであろう．しかし，非浸潤がん患者に対して乳房温存療法を施行したのちに局所再発したケースを集計すると，約半数が浸潤がんで再発することがわかっている．非浸潤がんはもともと予後良好であるだけに，浸潤がんでの局所再発は極力避けたいところである．したがって，非浸潤がんにおける乳房温存療法では特に確実な局所療法を実施する必要がある．

最後に，乳房温存療法における断端陰性[*2]の判断基準を**表4**に示す．

[*2]：乳房温存療法における乳房部分切除術後の断端(切り口)にがん細胞が遺残していないこと．

表 4 | 乳房温存療法における断端陰性の判断基準

1. 浸潤がんにおいては，断端にがんが露出していない．
2. 非浸潤がんにおいては，断端まで 2 mm 以上の距離がある．

2．腋窩リンパ節郭清術とセンチネルリンパ節生検

a．腋窩リンパ節郭清術

　乳がんは腋窩リンパ節に転移しやすい性質をもつ．しかし，リンパ節が腫大していないかぎり，術前にリンパ節転移の有無を診断するのは困難である．そのため，従来はがん細胞の遺残を避ける目的で腋窩リンパ節をすべて（おおむね 10 〜 20 個のリンパ節がある）切除していた（図 1）．これを「**腋窩リンパ節郭清術**」と呼ぶ．この術式はがん組織の切除という点では極めて優れているが，患側の腕のリンパ流が障害されるため，「**リンパ浮腫**」と呼ばれる腕のむくみが 20 〜 30 ％の確率で引き起こされる．

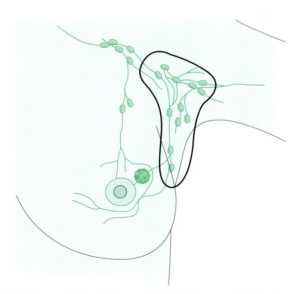

図 1 | 腋窩リンパ節と腋窩リンパ節郭清術による郭清範囲

黒い線で囲んだ部分が腋窩リンパ節郭清術で切除されるリンパ節の範囲である．上肢からのリンパ流も障害するため，患側上肢のリンパ浮腫が起こりうる．

b. センチネルリンパ節生検

　「乳がんは腋窩リンパ節に転移しやすい」といっても，転移しない症例もある．したがって，一律に腋窩リンパ節郭清術を実施するのは不合理である．そのような背景から，リンパ節の新たな治療法の開発が望まれていた．

　その問題を解決したのが，センチネルリンパ節生検である．**「センチネルリンパ節」とは，最も乳がんが転移しやすいリンパ節と考えてよい**．図2に示すように，乳がんから流出するリンパ流が最初に流入するリンパ節である．ここに転移がみられなければ，他のリンパ節への転移はないと考えられる．つまり，腋窩リンパ節郭清術を省略できるわけである．一方，センチネルリンパ節に転移を認めた場合は他のリンパ節にも転移している可能性がある．従来はこうしたケースでは腋窩リンパ節郭清術が実施されていた．

　しかし今日では，センチネルリンパ節に転移を認めても，一定の条件を満たせば腋窩リンパ節郭清術を省略するようになってきた（表5，表6）．ただし，それ

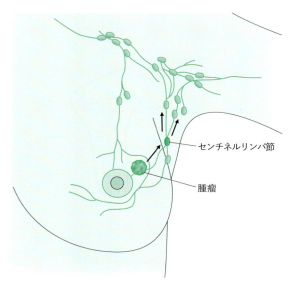

図2 ｜ センチネルリンパ節の概念図
「センチネルリンパ節」とは，乳がんの領域を支配するリンパ流が最初に流入するリンパ節である．理論上「最も転移を起こしやすいリンパ節」といえる．センチネルリンパ節に到達したリンパ流は奥にあるリンパ節に流入し，さらなるリンパ節転移を引き起こす．

表5 | 乳房温存療法におけるリンパ節転移陽性郭清省略の条件①

1. 乳房温存療法で表6の要件を満たす場合
2. センチネルリンパ節の転移巣の大きさが2 mm以下（マイクロ転移）の場合
3. 腋窩リンパ節郭清術の代わりに放射線療法を実施する場合

表6 | 乳房温存療法におけるリンパ節転移陽性郭清省略の条件②

1. 術前化学療法を受けていない
2. 腫瘍径が5 cm以下
3. センチネルリンパ節転移が2個以下
4. リンパ節転移に節外浸潤や癒合がない
5. 温存乳房に放射線療法を実施する

ACOSOG-Z0011試験において，乳房温存療法におけるセンチネルリンパ節転移陽性郭清省略の有用性が証明された．大部分の温存症例がこの郭清省略の条件を満たしている．今後，これらの条件はより緩和されていくものと考えられる．
(*JAMA* 2011; **305**: 579)

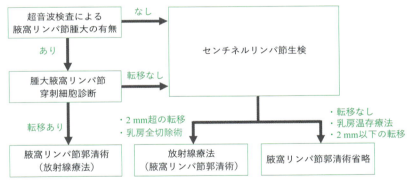

図3 | 腋窩リンパ節に対する治療戦略

2024年5月現在，日本大学医学部附属板橋病院で採用している治療戦略である．腋窩リンパ節郭清術は，転移によりリンパ節が明らかに腫大している場合にだけ実施される．その他のケースではできるだけ郭清術を省略し，リンパ浮腫の発症リスクを低減させている．

には術前検査でリンパ節転移がないと判断されている必要がある．現在の日本大学医学部附属板橋病院における腋窩リンパ節に対する治療戦略を図3に示す．これにより治療成績を損なうことなく，リンパ浮腫のリスクを減らすことができている．

SECTION 02 乳房再建

乳がん治療が一段落したあとに実施したい

　乳房温存療法（乳房部分切除術＋術後放射線療法）のメリットは，女性のボディイメージの象徴である乳房を残すことに尽きる．そのため，温存乳房の形状は重要であり，温存しても女性らしい乳房の形をしていなければ温存する意味がない．患者が乳がん手術後の整容性に納得しなければ，乳がん治療後に乳房再建術を受けるように勧めている．

　以下では，乳房再建のタイミング，材料，術式などについて解説する．

タイミング

1．一次再建

　乳がん手術と同時に行う乳房再建を「**一次再建**」と呼ぶ（「同時再建」や「即時再建」とも呼ばれる）．一次再建では乳房を失う期間がないので，患者は喪失感を経験せずにすむ．また，再建にかかる手術回数を減らすことができる．しかし，断端にがん細胞が遺残すると，せっかく再建した乳房の再手術が必要になることがある．

2．二次再建

　乳がん治療が一段落したあとに行う乳房再建を「**二次再建**」と呼ぶ．乳がん治療と分けて行うことで，再建では形状の希望などをじっくり検討することができる．しかし，患者は乳がん手術後に乳房を失った喪失感を経験する．また，一次再建よりも手術回数が多くなり，身体的な負担は大きい．

　乳腺外科医としては，患者の要望を第一に優先するものの，**できれば乳房再建は乳がん治療が一段落したあとに実施するようお願いしたい**．一次再建では前述のように断端陽性になり再建乳房に対する再手術となりうる．また，手術で複雑

なことをするとトラブルが起こりやすくなる．結果として，化学療法などの治療が遅延するリスクも生じる．

材料

　乳房再建の材料には，**ブレストインプラント**（シリコン製人工乳房）と患者自身の体の組織（**自家組織**）の 2 種類がある．

　ブレストインプラントによる乳房再建では，手術範囲が胸部に限られるため，患者の身体的負担は少なくてすむが，拘縮によって乳房の形状が経年的に悪化し再手術が必要になることがある．

　一方，自家組織による乳房再建では，腹部または背中の組織が使われることが多い．乳房の形状の経年的な悪化は軽度とされるが，手術範囲が自家組織の採取部分にも及ぶため，患者の身体的負担は大きい．

術式

　がん細胞が遺残するリスクを低くするために，病変直上の皮膚や乳頭は切除したほうがよい．その場合，以下の 2 つのいずれかの対処が必要である．

　1 つは，皮膚を拡張して別の組織を充填するスペースを作る方法である．具体的には，大胸筋背面に**組織拡張器**（**tissue expander: TE**）を埋め込む．そして数週おきに生理食塩水を注入して TE を膨らませる．こうして皮膚を伸展させて皮下にスペースを作り，ブレストインプラントを入れたり，自家組織を充填したりする．TE を挿入しないもう 1 つの対処法は，自家組織の移植の際，移植元の皮膚も合わせて移植する方法である．

乳頭・乳輪の形成

　乳房再建では乳頭・乳輪の形成も必要になる．乳輪については，入れ墨で乳輪の色を付けたり，色素沈着の強い部分から皮膚を移植したりする．乳頭については，周囲の皮膚を縫い合わせて形成したり，軟骨の一部を移植して形成するといった方法が開発されている．

また，乳頭・乳輪を形成する際の問題を避けるために乳頭の皮膚を温存しておくこともある（乳頭乳輪温存乳房切除術）．温存できれば上述のような手術操作は必要ないが，がん細胞が遺残しないような配慮が必要である．病変の位置や広がりによっては温存できないこともある．

COLUMN

乳がん手術を理解するための歴史的背景

　要約すると，「乳がん手術は乳房，大胸筋，小胸筋，腋窩リンパ節を一塊として切除する定型的乳房全切除術に始まり，その後は治療成績を損なうことなく徐々に手術が縮小していく歴史」である．変遷に沿って，以下に概略を述べる．

1) **定型的乳房切除術**：考案者の名前から「ハルステッド手術（Halsted mastectomy）」とも呼ばれる．ハルステッド手術の本質は，原発巣の乳房はもちろんのこと，大胸筋，小胸筋，腋窩リンパ節を含めて一塊として切除するところにある（図4）[1]．この治療の根底には，乳がんは原発巣からリンパ流などに沿って徐々に広がっていくという考え方がある．ハルステッド手術の開発以前は術後の局所再発が半数以上で起こっていたが，

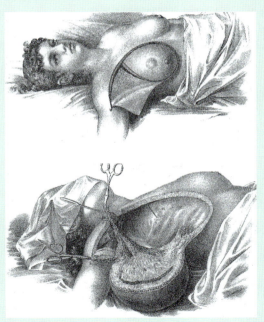

図4 | Halsted による右乳がんの手術図
右乳房，大胸筋，小胸筋，腋窩リンパ節が一塊として切除されている．
(Halsted WS, *et al*: *Ann Surg* 1894; **20**: 497-555)

ハルステッド手術では一塊として切除することで，局所再発を約 6 ％の頻度へと大きく減少させた．乳がん手術の基本はここで確立された．

2）**非定型乳房切除術**：定型的乳房切除術を受けた患者は，皮膚面に肋骨が浮き出ていて，非常に気の毒な傷跡を残していた．Patey 法は大胸筋を温存して傷跡を緩和する術式である[2]．小胸筋は切除する．小胸筋を切除すると，鎖骨下リンパ節（レベル II，レベル III のリンパ節）の郭清が容易になる（図 5）．Patey はハルステッド手術と遜色ない手術成績を報告している．また，Patey 法の類型である「Kodama 法」と呼ばれる術式も知られる．大胸筋の筋間を開排して小胸筋と鎖骨下静脈を直視下に置き，鎖骨下リンパ節と筋間リンパ節（大胸筋と小胸筋に挟まれた領域のリンパ節）を確実に郭清しようとする術式である．加えて，Auchincloss 法は小胸筋と大胸筋を温存する術式である．Auchincloss 法で郭清できるのはレベル I リンパ節とレベル II のリンパ節である．胸筋を温存する Patey 法とAuchincloss 法のことを「非定型乳房切除術」と呼んでいる．

3）**レベル II とレベル III リンパ節郭清の省略**：現在，レベル II リンパ節とレベル III リンパ節の予防的郭清は有用性がないとされている．実は上述の Kodama 法を提唱した児玉 宏が有用性のないことを証明した[3]．今日では，レベル II リンパ節やレベル III リンパ節の切除は転移で腫大があるときにのみ検討される．

4）**乳房温存療法**：Fisher と Veronesi は，当時の標準的術式である乳房全切除術と乳房温存療法を比較する RCT を行った[4, 5]．両者の患者背景や研究スタイルは異なるものの，これにより乳房全切除術と乳房温存療法の生存率に差はないことが証明された．その結果，現在ではこの 2 つの術式が乳がん手術の標準的術式となっている．

5）**センチネルリンパ節生検**：前述した通り，センチネルリンパ節はがんをドレナージするリンパ流を最初に受けるリンパ節であり，腋窩リンパ節のなかで最も転移を起こしやすい．実はセンチネルリンパ節は陰茎がんで最初に報告された．その後，多くのがん腫で検討されたが，現在頻用されているのは乳がんと悪性黒色腫の手術においてである．センチネルリンパ節に転移がみられない場合は，腋窩リンパ節郭清術を省略しても問題はないことが証明されている[6]．センチネルリンパ節生検の導入もまた乳がん手術が大きく変化していくきっかけとなった．

6）**センチネルリンパ節転移陽性時の郭清省略**：最近の腋窩手術の進歩は，センチネルリンパ節に転移がみられても郭清を省略するようになったことである．

　　まず，センチネルリンパ節の転移巣の大きさに意義がある．**転移巣が2 mm 以下**（「**マイクロ転移**」と呼ばれる）であれば，郭清と非郭清で生存

率と局所制御率に差がないことが示されている[7]．

次に，**乳房温存術**を受けるセンチネルリンパ節転移陽性患者において，郭清群と郭清省略群の無再発生存率を比較したところ，同等であった[8]．郭清群の解析では非センチネルリンパ節に転移巣がある症例が存在

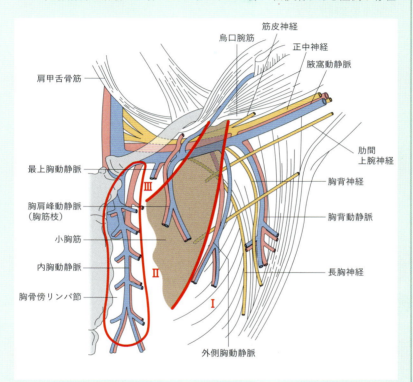

図5 | リンパ節の位置

腋窩リンパ節は鎖骨下静脈の尾側に位置し，広背筋，胸郭などに囲まれた領域にあるリンパ節である．腋窩リンパ節は小胸筋の位置を基準として，レベルⅠ～Ⅲの3つの部位に分けられる．レベルⅠにあるリンパ節とは，小胸筋の外縁よりも外側にあるリンパ節である．レベルⅡにあるリンパ節とは，小胸筋の外縁と内縁に挟まれたリンパ節である．小胸筋の背側にあるリンパ節は，鎖骨下静脈の尾側の小範囲に存在している．小胸筋の腹側にあるリンパ節ははっきりしないか，あったとしても血管に沿って1～2個認められる程度である．レベルⅢにあるリンパ節とは，小胸筋の内縁よりも内側にあるリンパ節である．鎖骨下静脈の尾側の小範囲に存在している．腋窩の皮膚切開から切除できるのはレベルⅠリンパ節とレベルⅡリンパ節の一部である．レベルⅢリンパ節を切除するには上肢を挙上させるか，大胸筋の筋間を開排させる必要がある．

(日本癌治療学会：リンパ節規約．金原出版，2002: 23)

し，当然，郭清省略群でも同様に存在していると考えられる．それにも関わらず有意差を認めなかった．その理由は，補助化学療法と温存乳房に対する放射線照射の効果と推測されている．この臨床試験をきっかけとして，乳房温存療法ではセンチネルリンパ節転移の有無に関わらず，郭清を省略するようになった．

さらに，センチネルリンパ節転移陽性患者において，腋窩リンパ節郭清と**腋窩放射線照射**の治療成績が比較された[9]．同試験は放射線療法が腋窩リンパ節郭清術に対して非劣勢であることを証明する目的で行われたが，これを証明することはできなかった．その理由は，両群の局所再発率が想定よりも著しく低かったからである．しかし，この両群の低い腋窩再発率にあって，リンパ浮腫の発生率は放射線療法群で約半分であった．

最近，これらの腋窩リンパ節郭清省略について，さらに強固なエビデンスが示された（SENOMAC 試験）[10]．センチネルリンパ節に 2 mm を超える転移を有する 2,540 名の患者を対象として，腋窩リンパ節郭清省略が腋窩リンパ節郭清に対して非劣勢であることを証明する目的で行われた試験である．両群とも約 9 割の症例で放射線療法が実施されている．5年間に及ぶ経過観察の結果，腋窩リンパ節郭清省略の非劣勢が証明された．さらなる長期の追跡が必要であるが，センチネルリンパ節に転移があっても郭清を省略する傾向は続くと思われる．

COLUMN

乳房温存療法における乳房部分切除術

病変直上に乳房の等高線に沿った横切開か乳頭から末梢に延びる斜切開を置いている（図6-A，B）．乳頭に近い病変では傍乳輪切開（図6-C）を実施し，それでも切開創が小さい場合は放射状切開を追加する（図6-D）．病変辺縁から原則 1 cm のサージカルマージンをとって切除するようにしている（図7-A）．病変直上の皮膚は病変が近接してなければ温存し，大胸筋側は原則として大胸筋筋膜を切除している．切除後の乳腺は乳頭側と末梢が一直線になるように吸収糸で縫合する（図7-B）．そうすることで，乳頭の位置が上下に移動しにくくなる．

乳房部分切除術では皮膚損傷に注意する．特に金属製の筋鈎の扱いが重要である．電気メスの筋鈎を介した通電を起こさないようにするのと同時に，電気メスで発生する熱が筋鈎に伝わって皮膚に熱傷を作らないように

注意する．少し大きめの切開創を置いたり，切離部分と皮膚創縁との距離をとったり，休みを入れて創部を冷ましながら手術操作を行うなどの配慮が必要である．

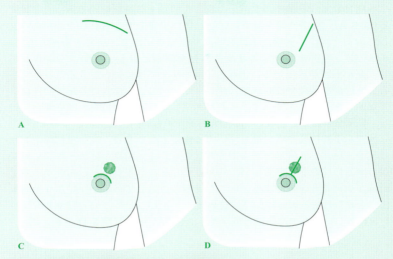

図6 | 乳房部分切除術における皮膚切開
確実な切除のために，通常は病変直上を切開している．皮膚切開の方向は乳房の等高線に沿った横切開か(A)，乳頭から末梢側に延ばす放射状切開を実施する(B)．乳頭に病変が近いときは傍乳輪切開(C)を実施する．これだけで切開創が小さい場合は放射状切開を追加する(D)．

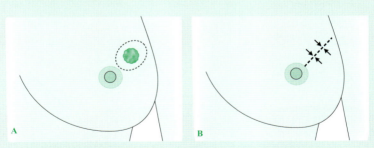

図7 | 乳房部分切除術におけるサージカルマージンと縫合
病変直上を切開して腫瘍から1cmのサージカルマージンを確保し，病変を正常組織で囲い込んで切除する(A)．腫瘤が触知できるようであれば，触知しながら切除すると肉眼的に確実な切除が可能である．切除後の縫合は原則として乳頭側と乳頭末梢側が一直線になるようにする(B)．乳頭の位置が上下に移動しないようにするためである．

COLUMN

乳房全切除術

　原則として，乳頭と病変直上の皮膚を切除する舟状切開で手術を開始する（図8-A）．皮膚切開を置く前に切除後に皮膚を寄せられるか否かを吟味しておく．次に，皮膚直下にある脂肪組織を切離し，皮弁を形成する（図8-B，C）．乳房全切除術では皮弁壊死が問題となる．病変から距離があり，がん細胞が遺残しないと考えられる部分では皮弁をできるだけ厚くする．乳房全切除術で皮弁壊死が起こりやすいのは，皮弁の基部で極端に皮弁が薄くなったときである．皮弁が完成したら乳腺組織を大胸筋から切離し，乳房全切除術を完成させる．大胸筋筋膜も原則的に切除している．

　乳がん手術後合併症で最も多いのは術後出血である．乳房全切除術で起こりやすいが，乳房部分切除術でも起こりうる．切除が終わった際に可能なら少し血圧を上げてもらい，血がにじむところがないかと拍動する血管断端がないことを確認する．いつも慎重に対処しているが，なかなか術後出血をゼロにするのは難しい．前胸壁に太さ15フレンチ（Fr）程度のドレーンを留置し，皮弁で前胸壁を覆うようにして閉創する（図8-D〜F）．

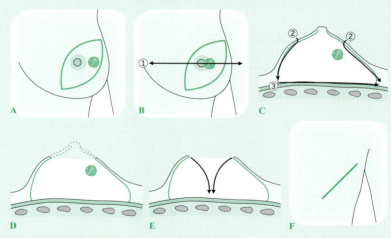

図8 ｜ 乳房全切除術

病変直上の皮膚と乳頭乳輪を切除できるような皮膚切開線を設定する（A）．Bの①のラインの断面図がCである．皮膚と乳腺組織の間を進み，皮弁形成を実施する（Cの②の矢印）．そして，大胸筋筋膜と大胸筋の間を切離し（Cの③の矢印），乳腺組織を病変ごと切除する（D）．切除後，残った皮弁で大胸筋表面を覆って閉創する（E，F）．

COLUMN

意外に注意が必要な乳房全切除術の切除断端

　乳房全切除術で最も注意すべきことは乳がんで断端陽性にしないことである．乳房全切除術はがん細胞が遺残しないことが前提である．しかしちょっとした不注意や避けられない事情で断端陽性になることがある．

　病変直上の皮膚も原則的に切除する．それだけでかなり断端陽性のリスクを下げることができる．また，乳がん病変は乳管に沿って乳頭まで広がる傾向があるため，乳頭は原則的に切除している．

　乳管内病変が乳房の末梢にある場合も注意が必要である．乳房全切除術であってもあらかじめ超音波で病変の位置を把握し，末梢側を十分に切除する．

　大胸筋筋膜も意識的に切除する．大胸筋側への断端の判断は病理医ではなく外科医の責任である．大胸筋への浸潤所見がなく，病変直下の大胸筋筋膜が確実に切除されていれば，病理で大胸筋側に近接・露出している診断がなされていても断端陰性として対応している．

　最近，一次再建の症例が増えてきており，特に TE を挿入するケースが増えている．大胸筋下に挿入することが多いので，大胸筋筋膜を温存したほうが乳房再建に有利である．そのような場合，腫瘍直下の大胸筋筋膜のみを切除し，大部分の大胸筋筋膜を温存している．

COLUMN

センチネルリンパ節生検

　自施設に核医学検査室があれば，放射性同位元素（radioisotope: RI）法と色素法を併用し，容易に手術することができる．手術前日に病変直上あるいは乳輪付近に RI を皮内注し，シンチグラムを撮影しておく．シンチグラムでは切除すべきリンパ節の位置と個数がわかる．シンチグラムで淡くみえていても同定することさえできれば，手術時もリンパ節を同定できる可能性が高い．

　手術室で全身麻酔がかかったあと，腋窩に RI プローブを当ててガンマカウンターの反応のある直上をマジックでマーキングしておく．また，乳輪部あるいは病変の周辺領域に色素を皮内注しておく．生検のための皮膚切

開線は原則的にマーキングの直上に置く．乳房全切除術の場合，その切開線から皮弁を形成し，マーキングの直上の腋窩に到達してもよい．腋窩では皮膚直下からリンパ節までの間に数枚の膜が被っている．膜を切っては筋鉤で視野を広げる操作を繰り返すと，膜と膜の間の脂肪組織に埋もれたリンパ節を直視できる(図9)．通常，リンパ節は血管に沿って存在し，リンパ節を切除する際には血管を処理しなければならないことが多い．シンチグラムで認めた腋窩リンパ節は基本的にすべて切除する．目標としたリンパ節を切除したのち，周囲を視触診し，ほかに腫大したリンパ節がないかを確認する．目立つものがあれば合わせて切除しておく．これはセンチネルリンパ節に転移がなくても別のリンパ節に転移を起こすことがあるからである．原因として転移のあるリンパ節がリンパ流を阻害して別のリンパ節にマーカーが集積するためである．通常，センチネルリンパ節生検の切開創にはドレーンを留置していない．

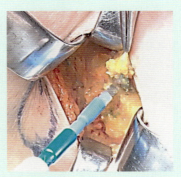

図9 ｜ センチネルリンパ節生検

病変直上の皮膚に 3 cm 程度の切開創を置く．筋膜を切離して脂肪組織を開排する操作を繰り返しつつ，ガンマカウンターの反応する方向に進んでいくと，脂肪組織に囲まれたセンチネルリンパ節を直視できる．

> COLUMN

腋窩リンパ節郭清術

　腋窩リンパ節郭清術を施行する際には，上肢を横に伸ばした体位で実施する．この体位では，腋窩は図10に示すような構造物で形成される．すなわち，内側は胸郭と大胸筋・小胸筋の外縁，頭側は腋窩動静脈，外側と底面は主に広背筋で形成されている．腋窩領域には膜が水平に何層か張っている．その膜と膜の間に脂肪組織があり，さらにその中にリンパ節や血管・神経が埋もれるように存在している．腋窩リンパ節郭清術は，主な血管と神経を温存しつつ，リンパ節を膜と脂肪組織ごと切除する手術操作である．温存するのは鎖骨下動静脈，長胸神経，胸背動静脈・神経，下胸筋動静脈・神経である．下胸筋動静脈・神経は欠損していることもあれば，転移リンパ節が癒着していることもある．癒着している場合は合併切除している．

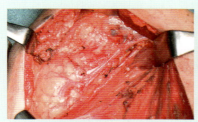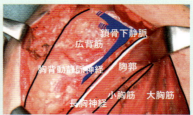

図10｜右腋窩リンパ節郭清術

腋窩リンパ節を脂肪組織を含めて一塊として切除する．切除にあたって最も重要な指標は鎖骨下静脈である．大胸筋と小胸筋の外縁を十分に露出したのち，鎖骨下静脈の位置を推定し，該当部分の膜を丁寧に切離して静脈を同定する．鎖骨下静脈を同定できれば，胸郭に沿って走行する長胸神経，胸背動静脈神経を温存しつつ，腋窩リンパ節郭清術を完遂する．

> COLUMN

忘れられたリンパ節—胸骨傍リンパ節，筋間リンパ節

　乳がんは胸骨傍リンパ節（図5）に転移しうる．特に乳房内側の内上領域（A領域），内下領域（B領域）の乳がんで起こりやすいとされている．一

方，これらのリンパ節に対する予防的切除の意義は乏しいとされる[11]．胸骨傍リンパ節は外科的に切除することも可能であるが，放射線での対応が一般的となっている．

同様に，大胸筋と内胸筋の間に挟まれた筋間リンパ節も顧みられなくなったリンパ節である．筋間リンパ節はレベルIIリンパ節に分類される．このリンパ節は郭清しようとしてもリンパ節を認めないことが多い．しかし時に局所再発の原因となる．

COLUMN

腋窩リンパ節郭清術に治療的意義はあるか？

「リンパ節が腫大していなければ転移はない」とは言い切れない．従来，リンパ節におけるがん細胞の遺残を防ぐために，広範囲のリンパ節郭清が行われていた．しかし，今日では多くのがん腫でその意義が疑われている．乳がんのほか，胃がん，肺がん，卵巣がんにおいて，リンパ節郭清の意義が検証されているが，リンパ節郭清の有用性を明確に証明した報告はないようである．

乳がん領域では，腋窩リンパ節郭清群と郭清省略群を比較して生存率に有意差はなかったと報告したNSABP B-04試験が有名ある[12]．しかしその後，Orrは6つの臨床試験のメタ解析を実施し，腋窩リンパ節郭清術には5.4％の生存率改善効果があることを報告している[13]．ただし，この結果をもって，腋窩リンパ節郭清術のほうが優れているとは考えられていない．Orr自身も指摘しているが，これらの臨床試験では術後補助化学療法が実施されておらず，現代の乳がん治療の実情に合っていないからである．

現在，乳がん治療において腋窩リンパ郭清術の意義は以下の2点と考えられている．

①局所制御
②リンパ節転移の個数による予後予測と治療方針の決定

筆者はできるだけ腋窩郭清を避けるようにしているが，腋窩リンパ節に転移があるときは腋窩郭清術は許容されると考える．メタ解析では局所再発率が低いと生存率も改善することが示されているからである[14]．局所療法は重要である．

REFERENCE（CHAPTER IV）

1）Halsted WS, *et al*: The results of operations for the cure of cancer of the breast performed at the Johns Hopkins Hospital from June, 1889, to January, 1894. *Ann Surg* 1894; **20**: 497-555.

2）Patey DH, *et al*: The prognosis of carcinoma of the breast in relation to the type of operation performed. *Br J Cancer* 1948; **2**: 7-13.

3）Kodama H, *et al*: Ten-year follow-up results of a randomised controlled study comparing level-I vs level-III axillary lymph node dissection for primary breast cancer. *Br J Cancer* 2006; **95**: 811-816.

4）Veronesi U, *et al*: Comparing radical mastectomy with quadrantectomy, axillary dissection, and radiotherapy in patients with small cancers of the breast. *N Engl J Med* 1981; **305**: 6-11.

5）Fisher B, *et al*: Five-year results of a randomized clinical trial comparing total mastectomy and segmental mastectomy with or without radiation in the treatment of breast cancer. *N Engl J Med* 1985; **312**: 665-673.

6）Veronesi U, *et al*: A randomized comparison of sentinel-node biopsy with routine axillary dissection in breast cancer. *N Engl J Med* 2003; **349**: 546-553.

7）Galimberti V, *et al*: Axillary dissection versus no axillary dissection in patients with breast cancer and sentinel-node micrometastases (IBCSG 23-01): 10-year follow-up of a randomised, controlled phase 3 trial. *Lancet Oncol* 2018; **19**: 1385-1193.

8）Giuliano AE, *et al*: Axillary dissection vs no axillary dissection in women with invasive breast cancer and sentinel node metastasis: a randomized clinical trial. *JAMA* 2011; **305**: 569-575.

9）Donker M, *et al*: Radiotherapy or surgery of the axilla after a positive sentinel node in breast cancer (EORTC 10981-22023 AMAROS): a randomised, multicentre, open-label, phase 3 non-inferiority trial. *Lancet Oncol* 2014; **15**: 1303-1310.

10）de Boniface J, *et al*: Omitting axillary dissection in breast cancer with sentinel-node metastases. *N Engl J Med* 2024; **390**: 1163-1175.

11）Lacour J, *et al*: Radical mastectomy versus radical mastectomy plus internal mammary dissection. Five-year results of an international cooperative study. *Cancer* 1976; **37**: 206-214.

12）Fisher B, *et al*: Comparison of radical mastectomy with alternative treatments for primary breast cancer. A first report of results from a prospective randomized clinical trial. *Cancer* 1977; **39**(6 Suppl): 2827-2839.

13）Orr RK: The impact of prophylactic axillary node dissection on breast cancer survival--a Bayesian meta-analysis. *Ann Surg Oncol* 1999; **6**: 109-116.

14）Clarke M, *et al*: Effects of radiotherapy and of differences in the extent of surgery for early breast cancer on local recurrence and 15-year survival: an overview of the randomised trials. *Lancet* 2005; **366**: 2087-2106.

CHAPTER

V

術後ホルモン療法

治療効果は？　副作用は？　適応は？
再発率低下, 生存率向上を見込める一方で,
副作用は軽微である.
ER 陽性例に対してのみ有効.

SECTION 01 治療効果と適応

ER 陽性乳がん患者の予後を改善する

　乳がん手術後患者 10,385 人のデータによると，術後にタモキシフェンを用いたホルモン療法を 5 年間実施すると，実施しなかった場合に比べて再発率は 11.8％低下した（図1）[1]．このように，術後ホルモン療法は再発率を低下させ，その結果として生存率を向上させる効果をもつ．一方，術後ホルモン療法の副作用は一般的に軽微であることから，ステージ I ～ III の患者ではほぼルーチンで行われる治療となっている．

　ホルモン療法の適応にあたって注意すべき点として，「エストロゲン受容体（estrogen receptor: ER）[*1] 陽性例に対してのみ有効」ということがあげられる．図2[2]は乳がん患者における ER を Allred score で評価した際の生存曲線であるが，ER 陽性乳がん細胞が全がん細胞の 1% 以上でなければホルモン療法の効果が期待できないことと，Allred score[*2] が高いほどホルモン療法の効果が高いことを示している[2]．

[*1]：本書「III-02 サブタイプ（悪性度）」参照．
[*2]：本書「VI-02 治療方針を決定する手術病理結果の 8 つの因子」参照．

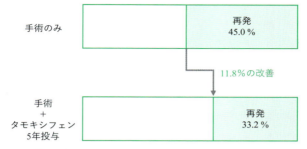

図1 | 乳がん手術後患者における15年間の再発率

乳がん手術後患者 10,385 人を 15 年間にわたって観察した結果である．乳がん手術後にタモキシフェンによるホルモン療法を 5 年実施すると，実施しなかった場合に比べて再発率が 11.8% 低下した．
(Early Breast Cancer Trialists' Collaborative G: *Lancet* 2005; **365**: 1687-1717)

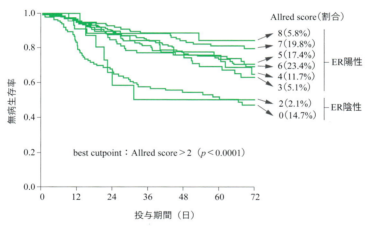

図2 | 術後ホルモン療法の Allred score 別の治療効果

ER：エストロゲン受容体．
score が 0 と 2 の場合，治療効果が著しく低くなっている．これは ER 陽性細胞の占める割合が 1% 以下のときは効果が乏しいことを意味する．また，Allred score が高いほど術後ホルモン療法の効果が高いこともわかる．
(Harvey JM, *et al*: *J Clin Oncol* 1999; **17**: 1474-1481)

SECTION

02 ホルモン療法の実際

閉経の有無により投与法は異なる

ホルモン療法の投与法は閉経の有無により異なる(表1).

閉経後乳がん患者

閉経後乳がんに対しては,アロマターゼ阻害薬(aromatase inhibitor: AI)の5年投与を基本とする.

AIの1つであるアナストロゾールを5年投与した場合とタモキシフェンを5年投与した場合を比較すると,再発率低下という点でアナストロゾールのほうが優れていた[3].

AIの投与期間に関しては,5年投与と10年投与で全生存率に差はなかった[4].なお,反対側乳がんの発生率は10年投与のほうが有意に低下する.一方,10年投与すると骨粗鬆症のリスクはより増加し,骨折リスクが高まる.どちらも一長一短あるが,近年は骨健康を優先する傾向にある.

また,AIの投与時には卵巣機能が完全に停止している必要がある.閉経が

表1 | 閉経の有無と術後ホルモン療法

閉経後	アロマターゼ阻害薬(AI)(5年)
閉経前・閉経周辺期で低リスク	タモキシフェン(10年)
投与開始後5年で閉経(低リスク)	タモキシフェン投与(5年) →レトロゾール(5年)
閉経前・閉経周辺期で高リスク	タモキシフェン(10年)+LH-RHアゴニスト製剤(5年)
投与開始後5年で閉経(高リスク)	タモキシフェン投与(5年)+LH-RHアゴニスト製剤(5年) →レトロゾール(5年)

LH-RH:黄体形成ホルモン放出ホルモン.

はっきりしない場合は女性ホルモン量を確認する．血中エストラジオール値が20 pg/mL 以下で卵胞刺激ホルモン（follicle stimulating hormone: FSH）が 30 mIU/mL 以上で閉経と考える．これらの値はタモキシフェンの影響を受ける．

閉経前乳がん患者

閉経前乳がん（閉経がはっきりしない症例も含める）に対しては，タモキシフェンの 10 年投与を基本と考えるとわかりやすい．ただ，投与期間について，5 年投与した場合と 10 年投与した場合を比べると，10 年投与のほうが生存率の点で優れるが[5]，その差はわずかと考えられる．タモキシフェンの投与期間が長くなると子宮体がんのリスクも高くなる．そのため，5 年投与も十分許容されると考えられている．タモキシフェンの 2 年投与でも，5 年投与ほどではないが効果が期待できる．

閉経前再発高リスク乳がん患者

閉経前再発高リスク患者では黄体形成ホルモン放出ホルモン（luteinizing hormone-releasing hormone: LH-RH）アゴニスト製剤を併用したほうがよい．SOFT/TEXT 試験[*3] によると，同試験で計算したコンポジットリスク（composite risk）[6][*4] が 1.42 を超える場合，タモキシフェン単剤ではなく LH-RH アゴニスト製剤を併用したほうが予後を改善する．

タモキシフェンを投与して 5 年を経過し，その時点で閉経した患者については**レトロゾールに切り替える**とさらに予後が改善する[7]．

実は，高リスク閉経前乳がんに対しては，AI に LH-RH アゴニスト製剤を併用したほうが，タモキシフェンに LH-RH アゴニスト製剤を併用した場合よりも治療効果は高くなる[6]．ただし，本稿執筆時点では適応外使用である．

[*3]：SOFT（Suppression of Ovarian Function Trial）．TEXT（Tamoxifen and Exemestane trial）．閉経前乳がん患者の乳がん手術後のホルモン療法について検討した臨床試験．
[*4]：本書「VI-03 治療方針の決定に難渋した場合」参照．

SECTION 03 | 副作用

タモキシフェンの投与をためらわない

タモキシフェン

　タモキシフェンの注意すべき副作用として，子宮体がん，静脈血栓症，更年期症状があげられる．少ないとはいえ，タモキシフェンでも重篤な副作用は起こりうるので，患者に対する丁寧な説明と同意が必要である．しかし，その頻度と治療効果を比較すると明らかにメリットのほうが多く，タモキシフェンの投与をためらうべきではない．

1．婦人科系疾患

　子宮体がんの発症率は約2.5倍に上昇するとされる．子宮頸がんの早期診断は容易であるが，子宮体がんの早期診断は困難である．タモキシフェン投与時の婦人科での定期検査は推奨されていない．ただ，患者には発症の可能性を説明し，不正性器出血などの自覚症状に気づいたときは婦人科を受診してもらうように依頼する．早期であれば生命予後は良好である．

　子宮体がんのほか，子宮筋腫の増大・子宮内膜症の悪化・卵巣腫大など，婦人科系疾患の合併は意外に多い．タモキシフェンは乳がんに対してはエストロゲンに拮抗的に働くが，子宮や卵巣に対しては刺激的に作用するためとされている．

2．静脈血栓症

　静脈血栓症の発症リスクも約2.5倍程度に上昇するとされる．特にもともと血栓形成傾向の強い患者では注意が必要である．

3．更年期症状

　ほてり，発汗などの更年期症状は頻度が高いものの，多くは許容範囲内である．ただし，時に患者の闘病意欲をそいでしまうことがある．

4．催奇形性

　タモキシフェン投与中の患者が妊娠を希望する場合，3 か月の休薬期間を置くように指導する．タモキシフェンは催奇形性が指摘されており，血中濃度をゼロにするには 3 か月ほどかかる．

LH-RH アゴニスト製剤

　LH-RH アゴニスト製剤では，穿刺部位に硬結ができることがある．

アロマターゼ阻害薬(AI)

　AI の主な副作用として，更年期症状，骨密度低下，関節痛，静脈血栓症の 4 つがあげられる．

1．骨密度低下

　骨密度は経時的に下がっていくことが多い．標準的には左右の大腿骨頸部・腰椎 1 〜 4 番を測定している．できれば 1 年おきに測定したい．若年成人平均値（young adult mean: YAM）が 70% 未満になったところでビスホスホネート製剤を投与するようにしているが，低下速度が速い場合はそれよりも高くとも投与することがある．

2．関節痛

　関節痛は「朝，手がこわばる」とか，「体を動かすと痛みを感じる」などと説明する患者が多い．対応に難渋することが多く，タモキシフェンに切り替えることもある．

3．静脈血栓症

　静脈血栓症については，タモキシフェンよりも発生頻度は低いようであるが，必ず説明しておく．静脈血栓症の既往のある患者では特に注意する．

　ホルモン療法も単独で実施する場合のほか，ER 陽性ヒト上皮増殖因子受容体 2 型（human epidermal growth factor receptor type 2: HER2）陰性の乳がんではサイクリン依存性キナーゼ（cyclin-dependent kinase: CDK）4/6 阻害薬であるアベマシクリブや TS-1 を併用する治療法が開発されている．次章で詳しく述べる．

REFERENCE(CHAPTER V)

1) Early Breast Cancer Trialists' Collaborative G: Effects of chemotherapy and hormonal therapy for early breast cancer on recurrence and 15-year survival: an overview of the randomised trials. *Lancet* 2005; **365**: 1687-1717.

2) Harvey JM, *et al*: Estrogen receptor status by immunohistochemistry is superior to the ligand-binding assay for predicting response to adjuvant endocrine therapy in breast cancer. *J Clin Oncol* 1999; **17**: 1474-1481.

3) Cuzick J, *et al*: Effect of anastrozole and tamoxifen as adjuvant treatment for early-stage breast cancer: 10-year analysis of the ATAC trial. *Lancet Oncol* 2010; **11**: 1135-1141.

4) Goss PE, *et al*: Extending aromatase-inhibitor adjuvant therapy to 10 years. *N Engl J Med* 2016; **375**: 209-219.

5) Davies C, *et al*: Long-term effects of continuing adjuvant tamoxifen to 10 years versus stopping at 5 years after diagnosis of oestrogen receptor-positive breast cancer: ATLAS, a randomised trial. *Lancet* 2013; **381**: 805-816.

6) Pagani O, *et al*: Absolute improvements in freedom from distant recurrence to tailor adjuvant endocrine therapies for premenopausal women: results from TEXT and SOFT. *J Clin Oncol* 2020; **38**: 1293-1303.

7) Goss PE, *et al*: A randomized trial of letrozole in postmenopausal women after five years of tamoxifen therapy for early-stage breast cancer. *N Engl J Med* 2003; **349**: 1793-1802.

CHAPTER

VI

術前術後化学療法

治療効果は？　副作用は？　適応は？
再発予防に有効だが, 重篤な副作用の懸念.
各種因子から適応の有無を
慎重に判断する.

SECTION 01 | 適応の決め方

メリットが明らかに上回るときに選択する

　乳がん治療において，手術は極めて有効な治療法である．手術のみで治癒する乳がんも数多く存在する．しかしながら，どんなに手術を工夫しても限界があり，乳がん患者の生存率を向上させるのは困難である．乳がん手術後患者の生存率を向上させるための手段として，化学療法，ホルモン療法，放射線療法がある．ホルモン療法と放射線療法は副作用が比較的軽微なため許容されやすく，施行しやすい治療法といえる．一方，化学療法（抗がん剤治療）は重篤な副作用の懸念があるため，適応の有無の判断に際しては慎重な検討が必要である．化学療法はメリットがデメリットを明らかに上回るときに選択される．

　化学療法を施行すべき患者は，以下に述べる2つの点から決定される（表1）．

安全に施行できる体力があるか？

　通常，高齢者は化学療法の対象にならないことが多い．高齢者は全身状態がよくなかったり，臓器機能が低下したりしていることが多いため，ひとたび重篤な合併症を起こすと，それを乗り切ることが難しいからである．また，10年生存

表1 | 化学療法の施行が検討される乳がん手術後患者

安全に施行できる体力があるか？
・高齢者
・合併症のある患者（心機能，呼吸機能，肝機能，精神機能等）

十分な治療効果を得られるか？
・再発高リスク乳がん（例：リンパ節転移がある患者）
・化学療法の効果の高い乳がん（例：ER陰性乳がん，HER2陽性乳がん）

ER：エストロゲン受容体，HER2：ヒト上皮増殖因子受容体2型．

率という点において，高齢者ではどうしても若年者よりも低くなってしまう．その結果として，化学療法により 10 年生存率を向上させても，その改善幅は相対的に小さいものとなる．

　一方，高齢者でなくとも，心臓，肺，肝臓といった**主要臓器に合併症がある場合は化学療法の対象になりにくい**．各臓器の機能に余裕がなく，抗がん剤の副作用に対する忍容性が低いからである．意外かもしれないが，**精神疾患を有する患者でも注意が必要である**．抗がん剤の副作用により精神症状が悪化し，乳がん治療を中断せざるえなくなることがある．

　化学療法の施行前には，そのような患者側の要因をまず考える必要がある．

十分な治療効果を得られるか？

　患者に十分な体力があり，化学療法を安全に施行できる見込みがあっても，治療効果が乏しければ化学療法の施行は正当化されない．したがって，化学療法の

表 2 ｜ リンパ節転移の個数とともに増加する再発率と化学療法の効果

リンパ節転移の個数	手術＋ホルモン療法の 10 年生存率	手術＋ホルモン療法＋化学療法の 10 年生存率	化学療法による改善の差
0 個	83.1 %	87.3 %	4.2 %
1 個	75.4 %	81.7 %	6.4 %
2 個	69.3 %	77.2 %	7.9 %
3 個	64.2 %	73.3 %	9.1 %
4 個	59.9 %	69.9 %	10.0 %
5 個	56.0 %	66..8 %	10.8 %
6 個	52.6 %	64.0 %	11.4 %
7 個	49.5 %	61.4 %	11.9 %
8 個	46.7 %	59.0 %	12.3 %
9 個	44.1 %	56.8 %	12.7 %
10 個	41.8 %	54.7 %	12.9 %

45 歳，閉経前．エストロゲン受容体（ER）陽性，ヒト上皮増殖因子受容体 2 型（HER2）陰性の乳がん．Ki67 ＝ 20 %，浸潤径 30 mm，組織学的グレード 2．自覚症状で発見された．ホルモン療法を 10 年施行することを前提にする．本表は，この患者において，リンパ節転移の個数別の 10 年生存率，第 3 世代抗がん剤による化学療法を追加した場合の 10 年生存率，その両者の差を示したものである．リンパ節転移の個数が多いほど，化学療法で改善する生存率の差が大きくなることがわかる．

（使用資材：https://breast.predict.nhs.uk/）

効果をあらかじめ予測する必要がある.

　手術病理結果で再発リスクが高いと判断される患者に対しては化学療法の施行が推奨される.**再発リスクが高いほど,化学療法の治療効果は大きくなる**からである.表2は,45歳のエストロゲン受容体(estrogen receptor: ER)陽性,ヒト上皮増殖因子受容体2型(human epidermal growth factor receptor type 2: HER2)陰性の乳がん手術後患者(閉経前)において,プレディクト(predict)で予測される再発率と,第3世代抗がん剤による化学療法を施行した場合の生存率の改善度をリンパ節転移の個数別に記載したものである.リンパ節転移の個数は重要な再発予測因子の1つとされている.リンパ節転移の個数が多く再発率が高くなるほど,化学療法で改善する生存率の差が大きくなることがわかる.

　リンパ節転移以外にも,**ER 陰性乳がん**や **HER2 陽性乳がん**は,リンパ節転移の有無に関わらず,再発リスクが高いうえに化学療法の効果が高いタイプであるため,化学療法の対象になることが多い.

SECTION 02 治療方針を決定する手術病理結果の8つの因子

手術病理結果から，再発リスクと治療効果を予測する

手術病理結果の8つの因子

「術後病理報告書の要点」（表3）をみてほしい．ここに示された8つの因子から，再発リスクと化学療法による効果を評価している．

1. 組織分類

一口に「乳がん」といっても，顕微鏡による診断によっていくつかの型に分類される．これを「組織分類」と呼び，その一部は治療方針の決定に関わる．

粘液がんは乳がん全体の2～3%を占めており，中でも「純型（pure type）」は比較的再発しにくいとされる．全米総合がん情報ネットワーク（National Comprehensive Cancer Network: NCCN）のガイドラインにおいても，浸潤径が3 cmまでであれば，浸潤径2 cm以下のT1cと同様に扱っている．

逆に，扁平上皮がんや紡錘細胞がんなどの化生がんでは，一般的に抗がん剤が

表3 │ 術後病理報告書の要点

1. 組織型	粘液がんと化生がんについては本文参照.
2. 浸潤径	2 cm以下では再発リスクが低い.
3. リンパ節転移の個数	多いほど再発リスクが高い.
4. エストロゲン受容体（ER）	陰性・低発現では再発リスクが高い.
5. プロゲステロン受容体（PgR）	陰性・低発現では再発リスクが高い.
6. ヒト上皮増殖因子受容体2型（HER2）	陽性では再発リスクが高い.
7. 組織学的グレード	グレード1では再発リスクが低い.
8. Ki67	13%以下では再発リスクが低い.

十分に効かないことが多いとされている．化学療法の計画を立てる際，念頭に置いておく．

2．浸潤径

「浸潤径」とは，乳がんの腫瘤を形成する浸潤巣の大きさである．再発予測ではこの浸潤径を用いる．乳房内の乳がんの腫瘤は主に浸潤巣と非浸潤巣（乳管内病変）で形成されている．非浸潤巣（乳管内病変）は，乳児に授乳する乳汁の通り道である乳管の中に留まった病変である．非浸潤巣（乳管内病変）のがんは乳管壁に取り囲まれており，大きくなることはあっても，リンパ節や他臓器に転移することはないとされる．一方，浸潤巣のがん細胞は，乳管壁のない露出した状態で存在している．この場合，浸潤巣は乳管周囲の脈管（血管やリンパ管）に接しており，乳がんはこれらを介して転移しうると考えられている．

触れることのできる腫瘤の大きさは必ずしも浸潤径と一致するわけではない．浸潤の有無は顕微鏡でしかわからないので，浸潤径は顕微鏡の検査を施行して初めて判明する．当然，浸潤径が大きいほど再発リスクは高まる．浸潤している部分が複数ある場合は最も大きいもので判断することになっている．

浸潤径が大きいか小さいかの目安は 2 cm である．また，浸潤径 0.5 cm 以下では，リンパ節転移や脈管侵襲がなければ，術後の化学療法やホルモン療法を省略することが多い．

3．リンパ節転移

リンパ節転移は古くから重要な再発予測因子であり，その個数は再発率と相関する．リンパ節転移の個数が多いほど，再発率は高くなる．表 4 は，筆者が理解しているリンパ節転移の個数と 10 年生存率との大まかな関係である．現在のように補助療法が十分に実施されていなかった時代のデータで，どの報告も似たり寄ったりの数字であったため，再発予測因子として非常に信頼性があった．リンパ節転移陽性は，化学療法を施行するか否かを決定する際の有力な判断基準で

表4 ｜ 手術のみの治療による 10 年生存率の目安

リンパ節転移の個数	10 年生存率の目安
0 個	90 %
1 〜 3 個	75 %
4 〜 9 個	50 %
10 個以上	35 %

あった．もちろん，リンパ節転移があると必ず再発するというわけでもない．

今日では，「リンパ節転移が3個以下で，他の再発予測因子が悪くなければ，ホルモン療法で対応してよい」との考え方も受け入れられている．

4．エストロゲン受容体（ER）

エストロゲン受容体（estrogen receptor: ER）は，乳がん診療において2つの重要な意義をもつ．1つは，ホルモン療法の効果を予測する際の指標としての意義である．もう1つは，再発予測因子としての意義である．がん細胞全体に占めるER陽性細胞の割合が多いほど，がん細胞の染色強度（個々のがん細胞の中にあるERの量のこと）が強いほど，ホルモン療法の効果が高く，再発リスクが低いとされる．

わが国では，ER陽性の程度として，がん細胞全体におけるER陽性細胞の占有率を重視している．"J-Score"と呼ばれる方法で表現されることが多い（**表5**）．一方，欧米では，占有率と染色強度を組み合わせた"Allred score"と呼ばれる方法で表現される（**表6**）．ER陽性細胞の占有率が1％以上の場合，ホルモン療法の効果が期待できるとされる．

5．プロゲステロン受容体（PgR）

プロゲステロン受容体（progesterone receptor: PgR）は，将来の再発を予測する際の指標となる．ER同様，がん細胞全体における陽性細胞の占有率が多いほど，がん細胞の染色強度（個々のがん細胞の中にあるPgRの量のこと）が強いほど，再発リスクが低いとされる．稀にPgRが陽性でERが陰性というケースがあるが，その場合は免疫染色を再検する必要がある．

PgRの陰陽判定には，ER同様にAllred scoreやJ-Scoreが用いられる．

6．ヒト上皮増殖因子受容体2型（HER2）

従来，ヒト上皮増殖因子受容体2型（human epidermal growth factor receptor type 2: HER2）陽性の乳がんは，陰性の場合よりも再発リスクが高いとされてきた．しかし今日では，トラスツズマブを併用することで，化学療法による高い治療効果を期待できるようになった．化学療法を施行すれば必ずしもおそれるタイプではなくなってきている．

混乱しやすいのは，免疫染色によるHER2の判定法である．**表7**に示すように，0，1＋，2＋，3＋の4段階で判定される．"1＋"を陽性と判断しないように注意する．**表8**に*in situ*ハイブリダイゼーション法による判定法を示す．

表5 J-Score による ER の判定法

がん細胞全体における ER 陽性細胞の占有率	J-Score
0 %	0
0 ～ 1 % 未満	1
1 ～ 10 % 未満	2
10 ～ 50 % 未満	3a
50 % ～	3b

ER：エストロゲン受容体.

表6 Allred score による ER の判定法

がん細胞全体における ER 陽性細胞の占有率	占有率スコア （proportion score）
0 %	0
0 ～ 1 % 未満	1
1 ～ 10 % 未満	2
10 ～ 33 % 未満	3
33 ～ 66 % 未満	4
66 % ～	5

ER 染色強度	染色強度スコア （intensity score）
全く染色されない	0
弱く染色される	1
中程度染色される	2
強く染色される	3

ER：エストロゲン受容体.　Allred score は，占有率スコアと染色強度スコアの合計で算出される.

表7 免疫染色による HER2 の判定法

0	陰性
1+	陰性
2+	FISH 法などの *in situ* ハイブリダイゼーション法による判定が必要.
3+	陽性

HER2：ヒト上皮増殖因子受容体 2 型，FISH 法：蛍光 *in situ* ハイブリダイゼーション法.

表 8 | *in situ* ハイブリダイゼーション法による HER2 の判定法

HER2/CEP17 比	平均 *HER2* 遺伝子コピー数 / 細胞	評価
2.0 未満	4.0 未満	陰性
	4.0 以上 6.0 未満	保留
	6.0 以上	陽性
2.0 以上		陽性

HER2：ヒト上皮増殖因子受容体 2 型.
（日本乳癌学会：臨床・病理 乳癌取扱い規約. 第 18 版. 金原出版. 2018 より改変）

7．核グレードと組織学的グレード

正常の乳管細胞は本来美しいものである．特に細胞の遺伝情報を格納している核はきれいな球状の構造をしている．しかし，乳管細胞が乳がん細胞になると，核は「不整」，「ゆがみ」，「不均一性」と表現される醜い形状を呈してくる（異型性）．この醜さの程度を示したのが「核グレード」である．そして細胞同士の配列の醜さも反映したのが「組織学的グレード」と呼ばれるものである．グレードは 1 ～ 3 の 3 段階で表現され（異型度），数字が大きいほど醜い形状をしており，再発リスクが高くなると考えてよい．核グレードはわが国での判定法，組織学的グレードは欧米での判定法である．後述するコンポジットリスク（composite risk）やプレディクト（predict）の評価では，組織学的グレードを用いたほうがよい．

8．Ki67

がん細胞の増殖能力の指標とされる．数字が大きいほど増殖能力が高く，同時に再発リスクが高くなると考えてよい．目安として，13 % 以下を低値，14 ～ 29 % を高値，30 % 以上を明らかな高値と判断している．一見，客観的指標のようにみえるが，測定する部位は病理医の判断にゆだねられており，病理医や施設によって値が異なることはありうるので注意する．

化学療法施行の可否の決定

手術病理結果の 8 つの因子から，以下の手順で治療方針を決定していく．

1．リンパ節転移のない浸潤径 5 mm 以下の乳がん

非浸潤がんも含まれる．ここに分類される乳がんでは，再発予防のために化学療法を施行することは稀である．

表9 | 浸潤径6 mm以上の乳がんに対する化学療法施行の可否の決定方法

		エストロゲン受容体（ER）	
		陽性（1 % 以上）	陰性（1 % 未満）
HER2	陰性	ER陽性HER2陰性乳がん ⇒基本はホルモン療法. ただし再発高リスク症例 　は化学療法も実施.	トリプルネガティブ乳がん（TNBC） ⇒化学療法.
	陽性	ER陽性HER2陽性乳がん ⇒化学療法＋抗HER2療法，さらにホルモン療 　法も実施.	ER陰性HER2陽性乳がん ⇒化学療法＋抗HER2療法.

HER2：ヒト上皮増殖因子受容体2型.

2．ERとHER2の陽性/陰性で4つのグループに分ける（表9）

　この4つのグループ分けが治療方針決定に重要である．ER陰性の乳がんと HER2陽性の乳がんはそれだけで再発高リスクの乳がんである．同時にこれらは 化学療法に対する反応がよい乳がんでもある．したがって原則的に化学療法が実 施される．

　HER2陽性の乳がんであれば，化学療法に抗HER2療法が併用される．ER陽 性HER2陰性乳がんでは原則的にホルモン療法が実施されるが，再発高リスク乳 がんに対しては化学療法も実施される．

a．ER陰性HER2陰性乳がんの場合

　トリプルネガティブ乳がん（triple negative breast cancer: TNBC）である．このグ ループでは原則的に化学療法を施行する．化学療法のメニューは，リンパ節転移 の状況に応じて決めることが多い．

　筆者は，リンパ節転移が陰性であれば，TC療法（ドセタキセル＋シクロホス ファミド）を施行する．リンパ節転移が陽性であれば，AC療法（ドキソルビシン ＋シクロホスファミド）→ パクリタキセル療法，あるいはdose-dense AC療法→ パクリタキセル療法を施行している．さらにHBOC患者にはオラパリブを追加 する．

b．ER陰性HER2陽性乳がんの場合

　原則として，化学療法と抗HER2療法を施行する．リンパ節転移が陰性で，浸 潤径が3 cm以下であれば，トラスツズマブ併用パクリタキセル療法を施行す る．それ以外はAC療法 → トラスツズマブ＋ペルツズマブ併用パクリタキセル 療法を施行している．

c. ER 陽性 HER2 陽性乳がんの場合

　原則として，化学療法と抗 HER2 療法に加えて，ホルモン療法を施行する．ただし，浸潤径が 10 mm 以下の場合は，後述するプレディクトなどを参照してホルモン療法のみで治療することもある．化学療法は ER 陰性 HER2 陽性乳がんの場合と同様である．つまり，リンパ節転移が陰性で，浸潤径が 3 cm 以下であれば，トラスツズマブ併用パクリタキセル療法を施行する．それ以外は AC 療法 → トラスツズマブ＋ペルツズマブ併用パクリタキセル療法を施行している．ホルモン療法はパクリタキセルの 3 か月投与終了後に開始している．

d. ER 陽性 HER2 陰性乳がんの場合

　原則としてホルモン療法を施行するが，再発リスクが高いものについては，ホルモン療法に加えて化学療法を施行する．まず，リンパ節転移の個数で大まかに層別化する．

①リンパ節転移が 4 個以上のとき

　化学療法を施行する．使用するレジメンは，AC 療法 → パクリタキセル療法，あるいは dose-dense AC 療法 → パクリタキセル療法である．

②リンパ節転移が 1 〜 3 個のとき

　原則として化学療法を施行する．ただし，浸潤径が小さく，luminal A タイプ［ER 高発現，PgR 高発現，組織学的グレードが低く，Ki67 が低値傾向（ COLUMN 〈p.106〉参照）］を示す乳がんでは化学療法を省略することもある．使用するレジメンは，AC 療法 → パクリタキセル療法である．

③リンパ節転移がないとき

　原則としてホルモン療法を施行する．ただし，浸潤径が大きい，あるいは luminal B タイプ［ER 低発現，PgR 陰性または低発現で，組織学的グレードが高く，Ki67 が高値傾向（ COLUMN 〈p.106〉参照）］を示す乳がんでは化学療法を施行することもある．使用するレジメンは，TC 療法，あるいは AC 療法 → パクリタキセル療法である．

COLUMN

脈管侵襲

腫瘍のごく近くの乳腺組織内の脈管(血管やリンパ管)の中にがん細胞が存在していること．乳がん局所再発のリスク因子とされる．また，脈管侵襲が多く観察される場合，乳がんの転移・再発のリスク因子とする報告もある．本書では大きく取り上げていないが，病理報告書では所見の有無をチェックしておいたほうがよい．

COLUMN

luminal A タイプと luminal B タイプ

ER 陽性 HER2 陰性乳がんでは，「luminal A タイプ」，「luminal B タイプ」という表現がよく用いられる．luminal A タイプは 4 つの再発予測因子(ER，PgR，組織学的グレード，Ki67)において再発リスクが低いもの，luminal B タイプはその反対で再発リスクが高いものである(表 10)．これらの因子は確かに全体として高リスクか低リスクかのいずれかに偏る傾向が強いものの，再発リスクが低い因子と高い因子が混在し，分類に難渋することも少なくない．

これらの用語は，乳がん細胞の遺伝子発現パターンの研究結果から流用されたものであり，明確な分類の定義があるわけではない．

表 10 | luminal A タイプと luminal B タイプの違い

	luminal A	luminal B
エストロゲン受容体(ER)	高発現	陰性あるいは低発現
プロゲステロン受容体(PgR)	高発現	陰性あるいは低発現
組織学的グレード	グレード 1	グレード 2 または 3
Ki67	13 % 以下	14 % 以上

SECTION 03

ER 陽性 HER2 陰性乳がんで治療方針の決定に難渋した場合

評価ツールを用いて，再発リスクと治療効果を予測する

　ここまでに化学療法施行の可否の決定ができていれば問題はない．しかし実際には，リンパ節転移が 0 ～ 3 個の場合における治療方針の決定は必ずしも容易ではない．これは，luminal A タイプと luminal B タイプの定義と境界が明瞭でないこと，さらに浸潤径という因子も加わることに起因する．

　治療方針の決定に難渋した場合，複数の再発予測因子を統合した再発リスク評価ツールを用いる．使いやすいものとして，コンポジットリスク（composite risk），プレディクト（predict），そしてオンコタイプ DX 乳がん再発スコア® が有名である．

コンポジットリスク[1]

　閉経前の ER 陽性 HER2 陰性乳がん患者に対する適切なホルモン療法を探索するための大規模臨床試験として，SOFT/TEXT 試験が行われた．コンポジットリスクは，同試験のデータをもとに再発予測因子を分析した結果である．表 11 に当てはまるパラメータ推定値を合計することでコンポジットリスクを算出できる．1.42 以下は低リスクと判断される．同試験では，2.0 以上の患者のほとんどが化学療法を受けていた．

　コンポジットリスクは，本来，閉経前の乳がん患者において使用するのが正しい使い方であるが，筆者は閉経後の患者でも使用し参考にしている．

プレディクト

　コンポジットリスクと同様に，臨床病理因子から再発リスクを評価する方法と

表 11 | コンポジットリスク

臨床病理因子	区分	変数（パラメータ推定値）	臨床病理因子	区分	変数（パラメータ推定値）
年齢	＜35	0.77	PgR	不明	1.17
	35～39	0.62		＜20％	0.44
	40～44	0.17		20～49％	0.29
	45～49	0		≧50％	0
	≧50	0.06	組織学的グレード	1	0
リンパ節転移の個数	0	0		2	0.81
	1～3	0.54		3	0.78
	≧4	1.38	Ki67	不明	−0.08
浸潤径	不明	0.89		＜14％	0
	≦2 cm	0		14～19％	−0.10
	＞2 cm	0.58		20～25％	0.26
ER	不明	−0.2		≧26％	0.49
	＜50％	0.14			
	≧50％	0			

ER：エストロゲン受容体，PgR：プロゲステロン受容体.

して，プレディクトがある．これは，ウェブサイト（https://breast.predict.nhs.uk/）上で臨床病理因子を入力し，生存率，治療を施行した場合の生存率を算出するものである．

　プレディクトでは，ER 陽性 HER2 陰性乳がん以外の乳がんでも，再発リスクと化学療法の治療効果を予測できる．

オンコタイプ DX 乳がん再発スコア®[2,3]

　乳がん細胞がもつ 21 個の遺伝子の働き具合から，「再発スコア（recurrence score）」と呼ばれる値を算出する．同スコアから再発リスクと化学療法の治療効果を予測できる．わが国でもすでに保険収載されているが，検査結果の判明までに約 1 か月かかる．費用は 3 割負担で約 12 万円ほどである．

　対象は ER 陽性 HER2 陰性乳がん患者で，リンパ節転移のない患者が最もよい適応となる．リンパ節転移 1～3 個のケースでは閉経後患者において有用とされる．

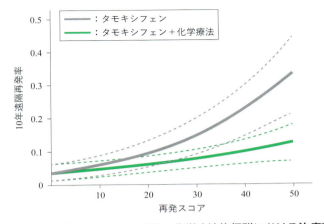

図1 ｜ ホルモン療法施行群とホルモン療法＋化学療法施行群における治療効果の比較
タモキシフェン単剤およびタモキシフェン＋化学療法施行群の再発スコアと10年遠隔再発率．
（Paik S, et al: J Clin Oncol 2006; **24**: 3726-3734）

　図1[2)]は，リンパ節転移のない患者において，ホルモン療法施行群とホルモン療法＋化学療法施行群の再発率の違いを再発スコアで比較したものである．再発スコアが低いほど化学療法の治療効果は低く，再発スコアが高いほど化学療法の治療効果も高くなることがわかる．おおむね再発スコア26点以上で化学療法を勧めている．閉経前患者では再発スコア16点以上で化学療法を勧めるもこともある．リンパ節転移1～3個の閉経後患者でも再発スコア26点以上で化学療法を勧めている．

　なお，リンパ節転移1～3個の閉経前患者では，再発スコアと再発率あるいは化学療法による治療効果にきれいな相関関係を認めていない．筆者は有用性は限定的と考えている．

ER陽性HER2陰性乳がんにおけるホルモン療法

　近年，ER陽性HER2陰性乳がんでは，再発高リスク患者において，ホルモン療法に経口の化学療法を併用するようになってきている．

　また，BRCA1あるいはBRCA2に病的バリアントがある患者では，ホルモン療法に1年間**オラパリブ**を併用することで再発リスクを下げることができる．

表12 | アベマシクリブの適応

・リンパ節転移が4個以上
・リンパ節転移が1～3個で腫瘍径が5 cm以上
・リンパ節転移が1～3個で組織学的グレード3

表13 | TS-1の適応

リンパ節転移	組織学的グレード	浸潤径		
		～1.9 cm	2～2.9 cm	3 cm以上
なし	1	下記①を満たす	下記②を満たす	適格
	2	下記②を満たす	適格	
	3	適格		
あり		適格		

①明らかな脈管侵襲を伴う場合
②「Ki67 ≧ 30%」,「Ki67 ≧ 14%かつオンコタイプDX乳がん再発スコア® ≧ 18」,「明らかな脈管侵襲」のいずれかを満たす場合

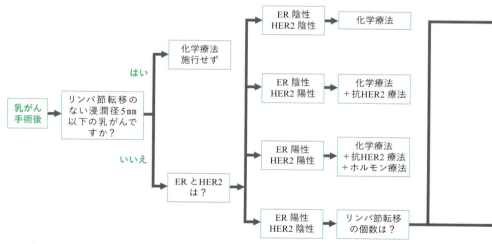

図2 | 乳がん術後の治療方針決定までの流れ
ER：エストロゲン受容体, HER2：ヒト上皮増殖因子受容体2型.

アベマシクリブの適応を表12に示す．アベマシクリブを投与する患者は，化学療法が適応になるような再発高リスク患者である．適応があれば2年間ホルモン療法に併用して使用される．アベマシクリブの副作用である下痢の治療に難渋することが多く，また間質性肺炎の発症にも警戒が必要である．

　*BRCA1*あるいは*BRCA2*に病的バリアントがあり，かつ，アベマシクリブの適応もある患者に対して，いずれの薬剤を優先して使用するべきかについてははっきりしていない．本書では，NCCNのガイドラインがオラパリブの使用を明確に推奨している点と，オラパリブのほうが治療期間がより短いという理由から，オラパリブを優先して使用することを提案することとした．

　TS-1の適応についても表13に示す．こちらは再発リスクが中等度の患者を対象にするという意味合いが強く，必ずしも化学療法の施行が前提とはなっていない．

　ここまで述べてきた治療方針決定までの流れを図2にまとめる．

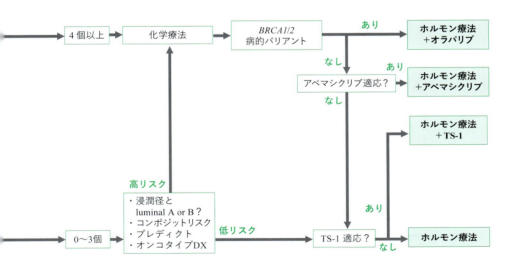

SECTION
04 化学療法の実際

多彩な薬剤を状況に応じて使いこなす

　乳がんの再発予防治療に使われている抗がん剤の作用機序は，トラスツズマブが登場した 2000 年頃を境に状況が異なっている．以前は主にがん細胞が自己増殖する機序に作用して抗腫瘍効果を発揮する抗がん剤が使用されていた．「古典的な化学療法」といってよいかもしれない．一方，近年では，がんの研究が進んだ結果，がんを個別化して治療する方法が開発されてきた．今日の乳がんの再発予防治療を概観すると，基本となる古典的な化学療法を施行したうえで，個別化した新たな治療を追加するという枠組みが主となっているように思われる．ここでいう「基本となる古典的な化学療法」とは，AC 療法（ドキソルビシン＋シクロホスファミド）とパクリタキセル週 1 回投与療法の逐次投与（AC パクリ）のことである（図 3）．この治療よりもさらに高い治療効果を求めるのであれば，AC療法の代わりに dose-dense AC 療法を施行する．必ずしも高リスクとはいえないのであれば，TC 療法（ドセタキセル＋シクロホスファミド）や AC 療法のみにす

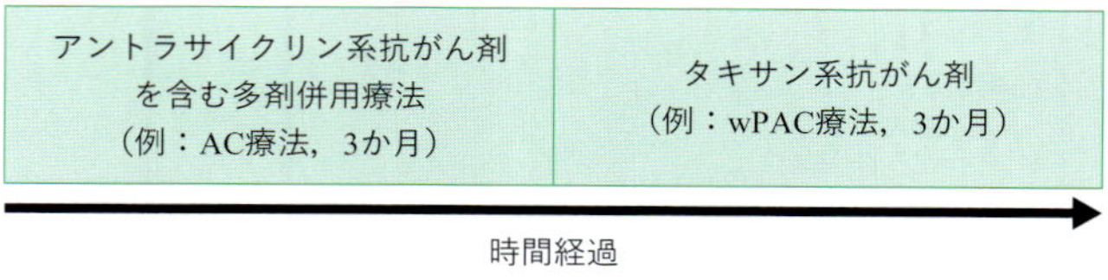

アントラサイクリン系抗がん剤 を含む多剤併用療法 （例：AC療法，3か月）	タキサン系抗がん剤 （例：wPAC療法，3か月）

時間経過

図 3 ┃ AC療法と wPAC療法

乳がん再発予防の化学療法は，アントラサイクリン系抗がん剤（ドキソルビシンやエピルビシン等）を含む多剤併用療法［シクロホスファミドやフルオロウラシル（5-FU）が併用される］とタキサン系抗がん剤（パクリタキセルやドセタキセル）を上図のように連続して実施するのが標準的な治療法である．本書では臨床試験で頻用され，臨床経験も豊富な AC 療法と wPAC 療法をこれらの代表として議論を進める．

る．さらにがんを個別化してトラスツズマブ，ペルツズマブ，オラパリブ，アベマシクリブ，TS-1 などを追加する．

　最近の抗がん剤は製薬メーカーから「適正使用ガイド」が作成されている．いずれも非常にわかりやすい内容となっているので，実際の使用にあたってはよく研究してから臨まれるとよい．

AC 療法（ドキソルビシン＋シクロホスファミド）[4]

1．概略

　乳がんの化学療法の基本であり，開発時期は古いものの，今日でも十分に通用する治療法である．乳がんの化学療法を学ぶうえで，本治療法さえ十分に理解しておけば，他の化学療法の理解もスムーズになると思われる．

　理解のポイントは，副作用の出現時期と消失時期を予測できる点である．ドキソルビシンとシクロホスファミドを 3 週ごとに点滴静注する．これを 4 サイクル施行する．ドキソルビシンの代わりにエピルビシンを使用する EC 療法（エピルビシン＋シクロホスファミド）の注意点も基本的に同じである．AC 療法だけでも効果があるが，AC 療法後にパクリタキセル週 1 回投与療法を施行すると治療効果が高まる．

薬剤名	1 日投与量	投与経路	投与日
ドキソルビシン	60 mg/m^2	点滴静注	Day 1[*1]
シクロホスファミド	600 mg/m^2	点滴静注	Day 1

・1 サイクルの期間（次サイクルまでの標準期間）：3 週間．
・総サイクル数：4 サイクル．

2．理解しておくべき副作用

　AC 療法において理解しておくべき副作用を以下に述べる．

a．悪心・嘔吐，全身倦怠感

　AC 療法の代表的な副作用は悪心・嘔吐である．点滴翌日から出現し 2 〜 3 日続く．症状の出現が早い患者では点滴当日の夜から始まり，長引く場合は 1 週間

[*1]："Day 1" とは化学療法の第 1 日目のことである．たとえば，4 月 1 日（月）から化学療法を始める場合，4 月 1 日を "Day 1" と呼ぶ．ちなみに翌週の 4 月 8 日（月）は "Day 8" となる．AC 療法は 3 週間ごとであるから，1 サイクル目の "Day 22" である 4 月 22 日（月）は 2 サイクル目の "Day 1" にあたる．後述する CMF 療法［シクロホスファミド＋メトトレキサート＋フルオロウラシル(5-FU)］のように複雑な投与スケジュールを表現する際に便利な用語である．

ほど続く．ただし，1週間もすると悪心・嘔吐はピタリと止まり，むしろ食欲が増進する．最近は制吐薬の効果が目にみえて改善しており，ひどい悪心・嘔吐を経験することは稀になった．せいぜい"むかつき"程度ですむことが多いようである．

制吐薬は催吐初回から十分量を投与するのが鉄則である．催吐を繰り返すと抗がん剤をみただけで悪心・嘔吐が生じる予期性悪心・嘔吐を引き起こすためである．制吐薬が十分に投与されているので，頓用の制吐薬の処方はあまり有効ではない．悪心・嘔吐が強い間は安静にして，胃腸に負担がかからない食事をとり，ジュースなどの飲料をとって過ごすように指導する．

一般的に高齢者よりも若年者のほうが悪心・嘔吐の程度が強いとされる．また，悪心・嘔吐の出現時期に一致して全身倦怠感を感じるが，悪心・嘔吐とともに消失することが多い．悪心・嘔吐，全身倦怠感の程度は4サイクルを通してほぼ同程度であり，治療時期によって変化することはないようである．

b．発熱，感染症

治療開始後 10 〜 14 日には一時的に好中球数が減少する．この現象を「ナディア（nadir）」と呼ぶ（骨髄機能の最下点）．好中球数は 500 個 /μL 未満になることが多く，患者によってはこの時期に発熱をきたす．全身状態がよければ，発熱中は十分な水分補給を心がけ，あらかじめ処方した抗菌薬を服用する．抗菌薬服用後は 2 〜 3 日程度で自然回復する．発熱が 3 日以上続く場合は肺炎などを併発している可能性があるため，CT などで精査する．高齢者や知的障害のある患者は水分補給が十分でないことが多く，敗血症を併発して重篤化することがあるので注意する．治療開始後 2 〜 4 日に投与する持続型顆粒球コロニー形成刺激因子（granulocyte-colony stimulating factor: G-CSF）製剤のペグフィルグラスチムはこうした好中球減少症の程度を抑制し，ナディアに関わる合併症の頻度を低下させる．ただ，発熱や関節痛の副作用もあるためルーチンに投与していない．

c．脱毛

治療開始後 3 週間を目途にほぼ完全に脱毛する．治療中は脱毛が続く．ポイントは，化学療法が終了すると，頭髪はまた必ず生えてくる点である．基本的に多くの患者はもと通りになるが，よく観察すると少しカールした頭髪が生えてくる．また，少数ではあるが，薄毛になってウィッグが手放せなくなる患者もいる．どうしても個人差がある．

d．便秘

抗がん剤で腸管蠕動運動が低下するせいか，時に便秘で苦しむ患者がいる．治療開始後 4 ～ 7 日にピークを迎え，1 週間を過ぎてから落ち着くことが多いようである．下剤で対応できればそれに越したことはないが，ひどいときは浣腸や摘便などで処置することもある．

e．間質性肺炎—稀ではあるが重篤な副作用

2 ～ 3% 程度の頻度とされる．ナディアでは説明がつかない発熱，乾性咳嗽をみたときは CT で精査する．

f．二次性白血病—稀ではあるが重篤な副作用

1 % 未満の頻度である．治療終了後，数年を経過してから発症する．もちろん，乳がんに対する治療効果を考えれば，AC 療法は施行するべきである．しかしながら，稀ではあるが，このような合併症が起こりうることをあらかじめ患者に説明しておく必要がある．

g．血管外漏出—稀ではあるが重篤な副作用

確実なルート確保による予防が何より重要である．血管外漏出を起こすと漏出部が壊死し，植皮が必要となる．なお，アントラサイクリン系抗がん剤の血管外漏出による組織障害を抑制するデクスラゾキサン（サビーン®）という薬剤が存在する（事故後 6 時間以内に投与）．

h．心不全—稀ではあるが重篤な副作用

乳がんの再発予防で使用するドキソルビシンの用量は体表面積当たり 240 mg であり，心不全をきたすリスクが増すとされる体表面積当たり 400 mg より少ない．そのため，ほとんど生じえない副作用である．しかしながら，低用量であっても，頻度が低いながらも起こりうる副作用なので注意しておく．治療前に心臓超音波検査を施行し，心機能を必ず確認しておく．心血管疾患の既往がある患者では投与を避ける．アンスラサイクリン系抗がん剤による心不全は自然回復を期待できないとされている．アンスラサイクリン系抗がん剤の投与歴がある患者では生涯総投与量が閾値を超えないように注意する．

i．その他の副作用

味覚障害，口内炎，色素沈着，爪の異常が起こりうるが，患者が受け入れられる範囲内であることが多い．味覚障害は治療終了後に自然回復する．

3．治療中の管理のポイント

化学療法実施当日は必ず診察して全身状態が良好であることを確認する．2 回

表 14 | 化学療法開始前に実施すべき血液検査項目

・血算	・尿素窒素(BUN)	・乳酸脱水素酵素(LDH)
・血液像	・クレアチニン(Cr)	・電解質(ナトリウム, カリウム, クロール)
・アルブミン(Alb)	・AST	・カルシウム
・総ビリルビン(T-Bil)	・ALT	・C反応性蛋白(CRP)

AST：アスパラギン酸アミノトランスフェラーゼ, ALT：アラニンアミノトランスフェラーゼ.

目以降の実施では副作用の出現状況を聴取する. AC療法の場合, 好中球 1,500 個/μL 以上で実施可能である. 1,500 個/μL 未満のときは原則として投与を7日間延期する. なお, 血球分画の**単球**は, ナディアから回復する直前に 10 % 以上上昇する性質があり, これを知っておくと何かと役立つ. C反応性蛋白(C-reactive protein: CRP)が上昇しているときは感染症に罹患している可能性があるので投与の可否を慎重に検討する. 治療によりアラニンアミノトランスフェラーゼ (alanine aminotransferase: ALT)やアスパラギン酸アミノトランスフェラーゼ(aspartate aminotransferase: AST)が上昇することがある. その場合, グリチロンや強力ミノファーゲンシーなどの肝庇護薬の投与を検討する. ALT や AST が有害事象共通用語規準(common terminology criteria for adverse events: CTCAE)でグレード2以上(おおむね測定値 100 U/L 以上)の上昇があれば投与を中断して回復を待つ.

　以上のことは, どのレジメンにも当てはまる注意事項である. 化学療法開始前に実施すべき血液検査項目を**表 14** に示す.

パクリタキセル療法[5,6]

1. 概略

　筆者は AC 療法後に施行しているが, AC 療法の前に実施することもある. 週1回の投与法と3週に1回の投与法がある. 週1回の投与法では通院回数は増えるものの, 治療効果が高く, 副作用も少ないというメリットがあり, 筆者はこちらをよく用いている.

薬剤名	1日投与量	投与経路	投与日
パクリタキセル	80 mg/m^2	点滴静注	Day 1

・1サイクルの期間(次サイクルまでの標準期間)：1週間.
・総サイクル数：12サイクル.

2．理解しておくべき副作用

特に注意すべき副作用が 2 つある．

a．アレルギー反応

点滴中のアレルギー反応である．血圧低下，ショックを起こしうる．多くは 1 ～ 4 サイクルに生じ，その後の発生は稀とされる．

b．しびれ

6 サイクル以降に生じることが多く，サイクルを重ねるにつれて悪化する．基本的に症状を緩和する薬剤はない．悪化しすぎる前に治療中止を考慮する．判断のポイントは，歩行とボタン掛けができるかどうかである．治療は極力継続するが，この 2 つができなくなる前に治療を中止することにしている．しびれの回復には月単位，年単位の時間を要するが，必ず回復している．

c．その他の副作用

脱毛は必発である．AC 療法より若干程度が軽く，治療終了後は頭髪がまだら状に生えてくる．しかし，ウィッグが必要であることに変わりはない．

稀に投与後 2 ～ 3 日で強い腰痛が起こることがある．ジクロフェナク（ボルタレン®）やそれで不十分ならブプレノルフィン（レペタン®）を処方している．間質性肺炎は稀であるが注意はしておく．

3．治療中の管理のポイント

治療開始前に血液検査を実施し，好中球数が 1,000 個 /μL 以上であることを確認して投与する．そのほかは AC 療法に準じる．

ドセタキセル療法[5]

1．概略

3 週間に 1 回の投与である．パクリタキセルと同じ「タキサン系抗がん剤」と呼ばれる薬剤である．タキサン系抗がん剤として，パクリタキセルかドセタキセルのいずれかを AC 療法の前（あるいはあと）に投与すれば良好な治療効果が得られる．

問題は，わが国の保険制度では体表面積当たり 75 mg までしか投与が認められていない点である．世界標準は体表面積当たり 100 mg である．この時点で投与強度が 25% 低くなることになり，十分な治療効果を得られるか心配な状況である．

アルコール不耐症の患者（ドセタキセルも少量のアルコールが含まれるが，アルコールなしでも調剤可能とされている）や社会的な事情で 3 週に 1 回の投与を希望する患者以外には勧めていない．

薬剤名	1 日投与量	投与経路	投与日
ドセタキセル	75 mg/m^2	点滴静注	Day 1

・1 サイクルの期間（次サイクルまでの標準期間）：3 週間.
・総サイクル数：4 サイクル.

2．理解しておくべき副作用

治療開始後 10 〜 14 日に起こる**ナディア**と，それに関連した発熱に注意する．むくみ，関節痛，筋肉痛を起こすこともある．筆者は，むくみに対して利尿薬などは投与していない．悪心・嘔吐，全身倦怠感は AC 療法ほど強くない．

3．治療中の管理のポイント

治療開始前に血液検査を実施し，好中球数が 1,500 個/μL 以上であることを確認する．そのほかは AC 療法に準じる．

TC 療法（ドセタキセル＋シクロホスファミド）[7]

1．概略

ドセタキセルとシクロホスファミドの併用療法である．3 週間に 1 回の投与を 4 サイクル繰り返す．AC 療法と同じスケジュールでありながら，治療効果は優る．心毒性に乏しく，二次性白血病のリスクも知られていない．欧米で主流となりつつある治療法である．AC パクリの代わりに施行されることがある．

薬剤名	1 日投与量	投与経路	投与日
ドセタキセル	75 mg/m^2	点滴静注	Day 1
シクロホスファミド	600 mg/m^2	点滴静注	Day 1

・1 サイクルの期間（次サイクルまでの標準期間）：3 週間.
・総サイクル数：4 サイクル.

2．理解しておくべき副作用

a．好中球減少症

発症時期は AC 療法とほぼ同様の Day 8 〜 15 である．ナディアが AC 療法よりも高度なので，持続型 G-CSF 製剤であるペグフィルグラスチムの投与は必須である．好中球減少性発熱のリスクが低くなる．ただし，ペグフィルグラスチム

が発熱や腰痛の原因になることがある．

b．皮疹，掻痒感

皮疹とそれに伴う掻痒感を生じることがある．治療中に皮疹を止めることは困難なため，掻痒の症状を抑制することに専念する．掻痒部の冷却，第2世代抗ヒスタミン薬であるオロパタジン（アレロック®）の投与，必要であればステロイド外用薬を併用する．

c．その他の副作用

脱毛は必発である．また，むくみを生じることがあり，靴が履けなくなるのは気の毒ではあるが，治療終了後の自然回復を待っている．

3．治療中の管理のポイント

注意点は AC 療法と同じである．

dose-dense AC 療法[8]

1．概略

AC 療法の短縮版である．抗がん剤投与の翌日にペグフィルグラスチム 3.6 mg を 1 サイクル当たり 1 回投与しつつ，3 週間ごとではなく 2 週間ごとに 4 サイクル施行する．通常の AC 療法よりも治療効果が高いとされる．投与中の好中球数は 1 万個 /μL 前後になることがあり，かなり非生理的な治療をしていると実感する．

薬剤名	1 日投与量	投与経路	投与日
ドキソルビシン	60 mg/m^2	点滴静注	Day 1
シクロホスファミド	600 mg/m^2	点滴静注	Day 1
ペグフィルグラスチム	3.6 mg/ 回	皮下注	Day 2

・1 サイクルの期間（次サイクルまでの標準期間）：2 週間．
・総サイクル数：4 サイクル．

2．理解しておくべき副作用

基本的に AC 療法と同様である．それに加えて，**ニューモシスチス肺炎**を起こすリスクが高くなる．ステロイドの投与量が多くなることが原因とされる．そのため，経口のデキサメタゾン（デカドロン®）は投与しないようにする．また，リンパ球数をモニターし，1,000 個 /μL を下回るようであれば，ST 合剤（バクタ®）の予防投与を検討している．ニューモシスチス肺炎の発熱は，治療終了後 1 か月程度経過してから発症するようである．dose-dense AC 療法が終わったら，

通常はパクリタキセル週1回投与療法を施行する．

３．治療中の管理のポイント

注意点は AC 療法と同じである．

CMF 療法（シクロホスファミド＋メトトレキサート＋フルオロウラシル）[9]

１．概略

CMF 療法は，乳がん手術後に化学療法を施行することで，無再発生存率と全生存率が有意に改善することを示したおそらく最初の治療法である．CMF 療法は古典的な治療で多くの亜型が存在するが，効果が証明されているのはここで紹介するシクロホスファミドを体表面積当たり 100 mg を経口投与するクラシカル CMF 療法である．AC パクリの代わりに施行する．

薬剤名	1日投与量	投与経路	投与日
シクロホスファミド	$100 \ mg/m^2$	経口	Day 1 ～ 14
メトトレキサート	$40 \ mg/m^2$	点滴静注	Day 1, 8
フルオロウラシル	$600 \ mg/m^2$	点滴静注	Day 1, 8

・1 サイクルの期間（次サイクルまでの標準期間）：4 週間．
・総サイクル数：6 サイクル．

２．理解しておくべき副作用

CMF 療法の特徴は，AC 療法と比較して脱毛の程度が軽いことと，発熱をきたすような好中球減少症（ナディア）をきたしにくいことである．また，30 年にわたる経過観察がなされ，その間の治療効果が確認されている．治療効果は AC 療法と同等とされる．しかし，脱毛の程度が軽いとはいえ，約 3 人に 1 人は最終的にウィッグを必要とする．また白血球減少症[*2] により治療を延期することもある．この白血球減少症は遷延することがあり，患者によっては必要な治療強度を保てないことがある．心毒性はないが，AC 療法と同様に二次性白血病のリスクが指摘されている．シクロホスファミド服用中は嘔吐するほどではないものの，悪心が続く患者もいる．6 か月と長期にわたる治療期間が必要なことも相まって，今日では使用される機会が極端に減っている．

３．治療中の管理のポイント

Day 1 の白血球数 2,500 個 /µL 未満で治療を 1 週間延期する．Day 8 の白血球

[*2]：CMF 療法は古い治療法のため，治療延期基準には好中球ではなく白血球数を使用することが多い．

数 2,500 個/μL 未満でそのサイクルの Day 8 〜 14 の薬剤投与中止．2 週間以上の投与延期でシクロホスファミドの減量を考慮する．

トラスツズマブ＋ペルツズマブ療法[10, 11]

1．概略

　トラスツズマブは HER2 陽性乳がんに対して非常に高い治療効果をもつ．AC パクリに追加する形で施行する．より具体的には，AC 療法終了後，パクリタキセルとトラスツズマブの併用で 3 か月間投与する（図 4）．その後，トラスツズマブ単剤療法を 9 か月継続する．結果として，トラスツズマブは合計で 1 年間投与することになる．

　リンパ節転移陽性の場合はトラスツズマブにペルスツマブを併用する．また，低リスクと考えられる浸潤径 3 cm 以下のリンパ節転移陰性の HER2 陽性乳がんでは，AC 療法を省略してパクリタキセルとトラスツズマブだけで治療する[12]．

薬剤名	1 日投与量	投与経路	投与日
トラスツズマブ	6 mg/kg （初回のみ 8 mg/kg）	点滴静注	Day 1
ペルツズマブ	420 mg （初回のみ 840 mg）	点滴静注	Day 1

・1 サイクルの期間（次サイクルまでの標準期間）：3 週間．
・総サイクル数：18 サイクル（1 年）．

2．理解しておくべき副作用

　患者が苦しむような副作用は少ない．ただし，一部の患者では心機能低下が生

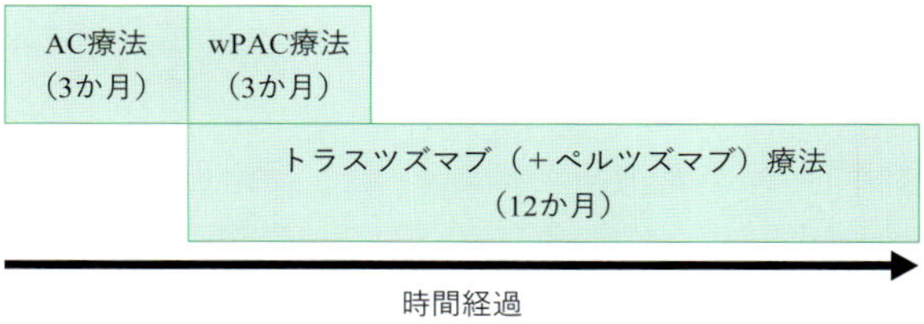

図 4 ｜ トラスツズマブ＋ペルツズマブ療法

トラスツズマブ＋ペルツズマブ療法の典型的な投与パターンである．ペルツズマブはリンパ節転移陽性のときに使用される．リンパ節転移陰性で浸潤径が 3 cm 以下のときは AC 療法を省略する．

じる．投与前と投与後の**6か月ごとの心臓超音波検査**によるスクリーニングを実施する．トラスツズマブの心不全は可逆性とされる．また，点滴終了後の数時間内に発熱や悪寒を主徴とする「インフュージョンリアクション（infusion reaction）」と呼ばれる症状を呈することがある．通常はジクロフェナク（ボルタレン®）などの経口投与によりコントロール可能である．

3．治療中の管理のポイント

初回投与中はインフュージョンリアクションの対策をとる．患者に説明し，悪寒・発熱などが出現した際にはボルタレン®などを内服する．無症状であっても投与前と投与中は6か月ごとに心臓超音波検査で心機能を評価する．パクリタキセルと併用する場合は併用薬の管理を中心に行う．一方，トラスツズマブ単剤あるいはトラスツズマブにペルツズマブを併用しただけの投与の場合は血液検査を実施していない．

TCH療法（ドセタキセル＋カルボプラチン＋トラスツズマブ）[13]

1．概略

HER2陽性乳がんに対する心毒性の少ない治療として知られる．①TCH療法
→②トラスツズマブの順に施行する．

①TCH療法

薬剤名	1日投与量	投与経路	投与日
ドセタキセル	75 mg/m²	点滴静注	Day 1
カルボプラチン	AUC 6 mg/mL/分	点滴静注	Day 1
トラスツズマブ	6 mg/kg（初回のみ8 mg/kg）	点滴静注	Day 1

・1サイクルの期間（次サイクルまでの標準期間）：3週間．
・総サイクル数：6サイクル．

AUC：血中濃度曲線下面積．

②トラスツズマブ

薬剤名	1日投与量	投与経路	投与日
トラスツズマブ	6 mg/kg	点滴静注	Day 1

・1サイクルの期間（次サイクルまでの標準期間）：3週間．
・総サイクル数：12サイクル．

2．理解しておくべき副作用

好中球減少症に注意する．カルボプラチンの投与量は体表面積とクレアチニン値から決めるが，その際，わが国ではクレアチニン値に 0.2 を加える．これは欧米との測定法の違いに基づく．

その他の副作用として，全身倦怠感，関節痛，筋肉痛，脱毛，下痢，悪心・嘔吐，口内炎，貧血，血小板減少症などが知られる．AC 療法を含むレジメンに比べて，TCH 療法では二次性白血病の発生頻度が低いことも知られている．

3．治療中の管理のポイント

注意点は AC 療法と同じである．投与前と投与中は 6 か月ごとに心臓超音波検査で心機能を評価する．

アベマシクリブ[14]

1．概略

対象は ER 陽性 HER2 陰性乳がん患者である．適応は**表 12**（p.110）に示したような再発高リスク患者である．手術，化学療法，放射線療法が終了したのち，ホルモン療法にかぶせる形で 2 年間投与する．

薬剤名	1日投与量	投与経路	投与日
アベマシクリブ	150 mg/ 回 （1 日 2 回）	経口	連日

・1 サイクルの期間：2 年．

2．理解しておくべき副作用

副作用対策のポイントは**下痢**である．水様便〜泥状便になったら，ロペラミド 2 錠を 4 時間ごとに落ち着くまで投与する．しかし患者に聞くと，コントロールできないときはできないようである．脱水症状に対しては輸液を行う．ただ，治療開始後 2 か月もすると患者が慣れてくるのか，下痢に対応することなく治療を継続できるようになる．また，**間質性肺炎**，静脈血栓症，**肝機能障害**への警戒が必要とされる．好中球数が低下するので，安定するまでの最低 2 か月間は 2 週ごとに血液検査を実施しモニタリングする．脱毛が問題になることは少ないようである．治療中はクレアチニン値が上昇するが，他の腎機能検査に異常がなければ心配はない．

3．治療中の管理のポイント

好中球数が 1,000 個 /μL 以上で治療を継続する．そのほかは AC 療法に準じる．血液検査は最初の 2 か月間は 2 週ごと，次の 2 か月間は 1 か月ごと，その後は適宜実施する．その他，減量法などは製薬会社が発行する「適正使用ガイド」を参照されたい．

TS-1[15)

1．概略

対象はアベマシクリブと同様に ER 陽性 HER2 陰性乳がん患者である．適応は表13(p.110)に示した．前述のアベマシクリブは再発高リスク患者が対象であるが，本剤は中等度リスク患者が対象といえる．手術，化学療法，放射線療法が終了したのち，ホルモン療法にかぶせる形で 1 年間投与する．投与量は患者の年齢，体表面積とクレアチニンクリアランスから算出する．2 週間毎日服用し 1 週間休薬する．

薬剤名	1 日投与量	投与経路	投与日
TS-1	体表面積と腎機能により決定	経口	連日

・2 週間連日投与後，1 週間休薬．
・1 サイクルの期間：1 年．

2．理解しておくべき副作用

好中球減少症を起こすことがあるが，軽微な場合が多い．そのほかにも間質性肺炎，下痢，口内炎，流涙，静脈血栓症を生じることがある．脱毛が問題となることは少ないようである．

3．治療中の管理のポイント

各サイクル開始前に血液検査を実施し，好中球数が 1,000 個 /μL 以上で治療を継続する．そのほかは AC 療法に準じる．

ペムブロリズマブとカルボプラチン[16)

1．概略

再発高リスクの TNBC 患者が対象となる．術前化学療法で実施される．通常の AC パクリに併用する形で施行する(図 5)．臨床試験では AC 療法よりも先に

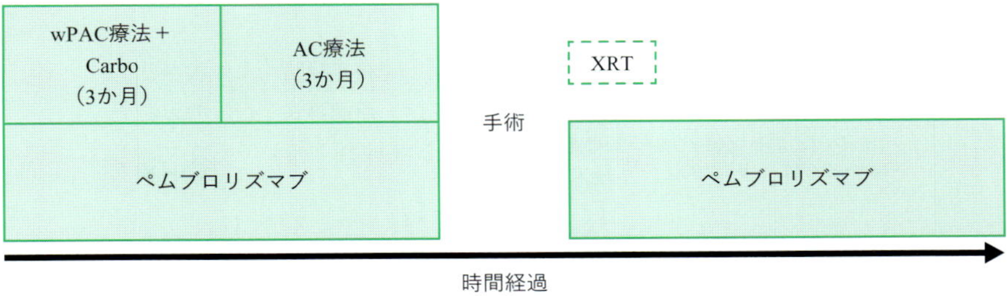

図5 トリプルネガティブ乳がん（TNBC）に対するペムブロリズマブを用いた術前化学療法の投与法

Carbo：カルボプラチン，XRT：放射線療法.
ペムブロリズマブを使用した TNBC の治療スケジュール．術後に放射線療法を実施する場合，上図のようにペムブロリズマブと同時に実施してもよいし，先に放射線療法を実施し，終了後 2 週間以降にペムブロリズマブを実施してもよい．

パクリタキセルを投与していたので，それを踏襲している．投与期間中はペムブロリズマブを 3 週間ごとに併用する．また，パクリタキセルにはカルボプラチンを併用する．術後はペムブロリズマブ単剤を 9 サイクル継続する．

①パクリタキセル＋カルボプラチン＋ペムブロリズマブ

薬剤名	1日投与量	投与経路	投与日
パクリタキセル	80 mg/m^2	点滴静注	Day 1, 8, 15
カルボプラチン	AUC 1.5 mg/mL/分	点滴静注	Day 1, 8, 15
ペムブロリズマブ	200 mg/body	点滴静注	Day 1

・1 サイクルの期間（次サイクルまでの標準期間）：3 週間.
・総サイクル数：4 サイクル.
AUC：血中濃度曲線下面積.

②ドキソルビシン＋シクロホスファミド＋ペムブロリズマブ

薬剤名	1日投与量	投与経路	投与日
ドキソルビシン	60 mg/m^2	点滴静注	Day 1
シクロホスファミド	600 mg/m^2	点滴静注	Day 1
ペムブロリズマブ	200 mg/body	点滴静注	Day 1

・1 サイクルの期間（次サイクルまでの標準期間）：3 週間.
・総サイクル数：4 サイクル.

③手術

④ペムブロリズマブ

薬剤名	1日投与量	投与経路	投与日
ペムブロリズマブ	200 mg/body	点滴静注	Day 1

・1サイクルの期間（次サイクルまでの標準期間）：3週間.
・総サイクル数：9サイクル.

2．理解しておくべき副作用

ペムブロリズマブは稀に免疫に関わる副作用を引き起こし，重篤化することがあるので注意する．この免疫関連の副作用は非常に多彩であり，迅速に治療を開始する必要がある．

3．治療中の管理のポイント

パクリタキセル，カルボプラチン，ペムブロリズマブ投与中はパクリタキセル投与時の注意事項に従う．AC療法，ペルツズマブ投与中はAC療法時の注意事項に従う．さらに，自己免疫疾患に関する血液検査を適宜実施する．

トラスツズマブ エムタンシン(T-DM1)療法 [17)

1．概略

術前化学療法を施行したHER2陽性乳がん患者のうち，手術病理結果で病理学的完全奏功（pathological complete response: pCR）を得られなかった患者（non-pCR）が対象となる．HER2陽性乳がんに対する化学療法としては，通常，3か月のAC療法と3か月のパクリタキセル＋トラスツズマブ＋ペルツズマブ療法を施行する（図6）．一方，non-pCR患者では，術後トラスツズマブ＋ペルツズマブ療法の代わりにT-DM1を3週間ごとに9か月投与する．

薬剤名	1日投与量	投与経路	投与日
T-DM1	3.6 mg/kg	点滴静注	Day 1

・1サイクルの期間（次サイクルまでの標準期間）：3週間.
・総サイクル数：14サイクル.

2．理解しておくべき副作用

T-DM1では特に血小板減少症に注意する．投与時の血小板数が75,000個/μLを上回るときに投与を継続する．間質性肺炎にも留意する．脱毛はきたさないようである．

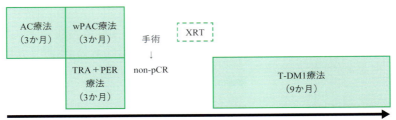

図6 | トラスツズマブ エムタンシン（T-DM1）の投与法

TRA：トラスツズマブ，PER：ペルツズマブ，non-pCR：病理学的完全奏功（pCR）を得られなかった患者，XRT：放射線療法．

3．治療中の管理のポイント

各サイクル開始前に血液検査を実施し，血小板数の変化に注意する．無症状であっても投与前と投与中は6か月ごとに心臓超音波検査で心機能を評価する．そのほかはAC療法に準じる．

カペシタビン[18]

1．概略

術前化学療法を施行したTNBC患者のうち，non-pCR患者が対象となる．pCRが得られた患者には投与しない．体表面積で計算した投与量のカペシタビンを2週間連日投与したのち，1週間休薬する．

術後化学療法としては，今後，ペムブロリズマブを用いる機会が増えてくることが予想され，カペシタビンの使用機会は減少していくかもしれない．

投与順	薬剤名	1日投与量	投与経路	投与時間	投与日
1	カペシタビン	1,250 mg/m^2/回（1日2回）	経口	—	Day 1～14

・1サイクルの期間（次サイクルまでの標準期間）：3週間．
・総サイクル数：6あるいは8サイクル．

2．理解しておくべき副作用

副作用としては，好中球減少症のほか，手足症候群があげられる．その対策として，ビタミン剤であるピドキサールの経口と，ケラチナミン軟膏を用いた手足の保湿がある．

3．治療中の管理のポイント

各サイクル開始前に血液検査を実施し，好中球数 1,500 個 / μL 以上，血小板数 7.5 万 / μL 以上で投与を開始する．手足症候群による疼痛が出現した場合は休薬して疼痛が消失するのを待つ．消失後は減量して再開する．

オラパリブ[19)]

1．概略

HER2 陰性の遺伝性乳がん卵巣がん症候群（hereditary breast and ovarian cancer syndrome: HBOC）患者に使用する経口投与による化学療法である．再発高リスク患者において，手術および通常の化学療法施行後の患者が対象となる．手術，化学療法，放射線療法の終了後に投与を開始する．

薬剤名	1日投与量	投与経路	投与日
オラパリブ	300 mg / 回 （1 日 2 回）	経口	連日

・1 サイクルの期間：1 年．

2．理解しておくべき副作用

血液毒性（好中球減少，貧血，血小板減少）と悪心・嘔吐に注意が必要とされる．また頻度は少ないが，重要な副作用として，静脈血栓症と間質性肺炎がある．

COLUMN

副作用の表現法

化学療法では，副作用を管理する意味において，副作用の重症度把握が重要である．そこで用いられるのが「有害事象共通用語規準（common terminology criteria for adverse events: CTCAE）」である．

想定される副作用を網羅的にリストアップし，それぞれの重症度を定義している．したがって，抗がん剤による副作用が生じたときには，その症状のほかにCTCAEのグレードを把握する必要がある．症状により厳密に定義されており詳細は成書に譲るが，大まかには以下のように定義されている．

グレード1：治療を必要としない副作用．
グレード2：治療を必要とする副作用．日常生活の制限．
グレード3：入院治療や緊急処置を必要とする程度に重症．
グレード4：生命を脅かす程度に重症．
グレード5：死亡．

COLUMN

相対用量強度（RDI）

乳がん再発予防のための化学療法では，プロトコールを厳密に実施し，治療強度を保つ必要がある．また，副作用軽減のために投与量を減じたり，投与間隔を不必要に延ばしたりすることは，治療成績の悪化につながることが証明されている．治療スケジュールは極力厳守するようにする．

治療強度を表す際の指標として「相対用量強度（relative dose intensity: RDI）」が提唱されており，以下の計算式から算出される．目安として，その値が75〜85%未満になると，治療成績が悪化するとされている[20, 21]．

RDI＝（抗がん剤実投与量/抗がん剤実投与期間）/（抗がん剤予定投与量/抗がん剤予定投与期間）

REFERENCE(CHAPTER VI)

1) Pagani O, *et al*: Absolute improvements in freedom from distant recurrence to tailor adjuvant endocrine therapies for premenopausal women: results from TEXT and SOFT. *J Clin Oncol* 2020; **38**: 1293-1303.

2) Paik S, *et al*: Gene expression and benefit of chemotherapy in women with node-negative, estrogen receptor-positive breast cancer. *J Clin Oncol* 2006; **24**: 3726-3734.

3) Sparano JA, *et al*: Adjuvant chemotherapy guided by a 21-gene expression assay in breast cancer. *N Engl J Med* 2018; **379**: 111-121.

4) Fisher B, *et al*: Effect of preoperative chemotherapy on the outcome of women with operable breast cancer. *J Clin Oncol* 1998; **16**: 2672-2685.

5) Sparano JA, *et al*: Long-term follow-up of the E1199 phase III trial evaluating the role of taxane and schedule in operable breast cancer. *J Clin Oncol* 2015; **33**: 2353-2360.

6) Henderson IC, *et al*: Improved outcomes from adding sequential Paclitaxel but not from escalating Doxorubicin dose in an adjuvant chemotherapy regimen for patients with node-positive primary breast cancer. *J Clin Oncol* 2003; **21**: 976-983.

7) Jones S, *et al*: Docetaxel With cyclophosphamide is Associated with an overall survival benefit compared with doxorubicin and cyclophosphamide: 7-year follow-up of US oncology research trial 9735. *J Clin Oncol* 2009; **27**: 1177-1183.

8) Citron ML, *et al*: Randomized trial of dose-dense versus conventionally scheduled and sequential versus concurrent combination chemotherapy as postoperative adjuvant treatment of node-positive primary breast cancer: first report of intergroup trial C9741/Cancer and leukemia group B trial 9741. *J Clin Oncol* 2003; **21**: 1431-1439.

9) Bonadonna G, *et al*: 30 years' follow up of randomised studies of adjuvant CMF in operable breast cancer: cohort study. *BMJ* 2005; **330**: 217.

10) Piccart M, *et al*: Adjuvant pertuzumab and trastuzumab in early HER2-positive breast cancer in the APHINITY trial: 6 years' follow-up. *J Clin Oncol* 2021; **39**: 1448-1457.

11) von Minckwitz G, *et al*: Adjuvant pertuzumab and trastuzumab in early HER2-positive breast cancer. *N Engl J Med* 2017; **377**: 122-131.

12) Tolaney SM, *et al*: Adjuvant paclitaxel and trastuzumab for node-negative, HER2-positive breast cancer. *N Engl J Med* 2015; **372**: 134-141.

13) Slamon D, *et al*: Adjuvant trastuzumab in HER2-positive breast cancer. *N Engl J Med* 2011; **365**: 1273-1283.

14) Johnston SRD, *et al*: Abemaciclib combined with endocrine therapy for the adjuvant treatment of HR+, HER2-, node-positive, high-risk, early breast cancer (monarchE). *J Clin Oncol* 2020; **38**: 3987-3998.

15) Toi M, *et al*: AdjuvanTS-1 plus endocrine therapy for oestrogen receptor-positive, HER2-negative, primary breast cancer: a multicentre, open-label, randomised, controlled, phase 3 trial. *Lancet Oncol* 2021; **22**: 74-84.

16) Schmid P, *et al*: Event-free survival with pembrolizumab in early triple-negative breast cancer. *N Engl J Med* 2022; **386**: 556-567.

17) von Minckwitz G, *et al*: Trastuzumab emtansine for residual invasive HER2-positive breast cancer. *N Engl J Med* 2019; **380**: 617-628.

18) Masuda N, *et al*: Adjuvant capecitabine for breast cancer after preoperative chemotherapy. *N Engl J Med* 2017; **376**: 2147-2159.

19) Tutt ANJ, *et al*: Adjuvant olaparib for patients with *BRCA1*- or *BRCA2*-mutated breast cancer. *N Engl J Med* 2021; **384**: 2394-2405.

20) Bonadonna G, *et al*: Adjuvant cyclophosphamide, methotrexate, and fluorouracil in node-positive

breast cancer: the results of 20 years of follow-up. *N Engl J Med* 1995; **332**: 901-906.

21）Zhang L, *et al*: Impact of chemotherapy relative dose intensity on cause-specific and overall survival for stage I-III breast cancer: ER+/PR+, HER2- vs. triple-negative. *Breast Cancer Res Treat* 2018; **169**: 175-187.

CHAPTER

VII

術後放射線療法

適応と目的は？
①乳房温存療法，
②センチネルリンパ節転移陽性例，
③生存率改善，
④鎖骨上リンパ節転移例.

SECTION 01 乳房温存療法における放射線療法

標準となりつつある短期照射法（寡分割照射法）

標準的照射法（通常分割照射法）

　乳房温存療法における乳房部分切除術後に放射線を照射する．局所再発のリスクが約 50 ％低下するといわれている．放射線の照射範囲は温存乳房全体である．標準的照射法では **50 グレイ（Gy）を 25 回（1 回当たり 2 Gy）に分割して照射する**．

追加照射（ブースト照射）

　温存乳房全体への照射を行ったのち，腫瘍床に放射線を追加照射することがある．「ブースト照射」と呼ばれ，**10 Gy を 5 回（1 回当たり 2 Gy）に分割して照射する**ことが多い．局所制御率が高まることが知られている．局所再発のリスクが高い場合，たとえば乳管内病変がわずかに露出してしまった場合などに実施している．

　なお，放射線装置の稼働は，多くの病院で 1 週間のうち月曜日から金曜日までの 5 日間である．そのため，標準的照射法（25 回照射）を実施するには週 5 回として 5 週間，ブースト照射（5 回照射）まで実施すると 6 週間かかる．放射線療法には化学療法のような重篤な副作用はないものの，患者の負担はやはり少なくない．

短期照射法（寡分割照射法）

　患者の負担を軽減するための方策として短期照射法が開発された．たとえば，**42.56 Gy を 16 回（1 回当たり 2.66 Gy）に分割して照射する**．1 回当たりの照射量を若干増やして照射回数を減らす方法と考えてよい．局所制御率は標準的照射法と同等とされる．ただし，短期照射法では通院回数が若干減るものの，放射線照射野にあたる皮膚の発赤は多少目立つ可能性がある．

SECTION 02 センチネルリンパ節転移陽性例に対する放射線療法

腋窩リンパ節郭清術か？ 放射線療法か？

腋窩リンパ節郭清術の代用としての放射線療法

　腋窩リンパ節郭清術は局所制御に優れた治療法である．現在でもセンチネルリンパ節転移陽性例に対する標準的治療法と考えるべきである．しかしながら，20〜30％の頻度で患側上肢のリンパ浮腫をきたすことから，新たな治療法の開発が待たれていた．

　上述の背景のもと，センチネルリンパ節転移陽性例に対して，腋窩リンパ節郭清術の代わりに放射線療法で代用できないかの臨床試験（AMAROS試験）が実施された．その結果を表1[1]に示す．治療後5年の腋窩再発率は腋窩リンパ節郭清術でも放射線療法でも想定以上に低率であったため，腋窩リンパ節における放射線療法の非劣勢が証明されたわけではない．しかしながら，放射線療法では腋窩リンパ節郭清術に比べてリンパ浮腫の発生率が大きく低下（約50％）するため，放射線療法が受け入れられるようになっている[1]．

　加えて，SENOMAC試験ではセンチネルリンパ節にマクロ転移を認めた場合でも安全に郭清省略できることが示された．これは本書「CHAPTER IV 手術」

表1 | 腋窩リンパ節郭清術と放射線療法による局所再発率とリンパ浮腫発生率

	腋窩リンパ節郭清術	放射線療法
5年腋窩再発率	0.43 %	1.19 %
リンパ浮腫発生	23 %	11 %

（Donker M, *et al*: *Lancet Oncol* 2014; **15**: 1303-1310）

で述べた通りである．同試験でも郭清省略群の約9割に放射線療法が施行されている．今後，腋窩リンパ節郭清術がさらに少なくなり，放射線療法の重要性が増していくことが予想される．

SECTION 03 生存率改善のための放射線療法

4個以上の腋窩リンパ節転移がある場合に選択する

　放射線療法は乳がん手術後患者の生存率を改善する(図1)．効果が期待される乳がんはリンパ節転移陽性例である．特に**4個以上の腋窩リンパ節転移**がある場合にお勧めしたい．放射線の照射部位は胸壁と鎖骨上リンパ節が標準とされる．

　近年では，放射線照射技術の向上に伴って副作用のリスクが軽減され，治療効果は高まっている．

生存率改善効果

　放射線療法が生存率改善に与える効果は腋窩リンパ節転移の個数と相関する．その個数が多いほど生存率改善効果を期待できる．現状では4個以上の腋窩リン

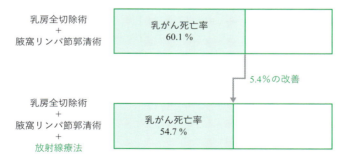

図1 | 放射線療法の乳がん手術後患者の生存率改善効果

乳房全切除術と腋窩リンパ節郭清術を受けたリンパ節転移陽性乳がん患者を対象に放射線療法の有無による生存率が比較された．その結果，放射線療法を受けた患者では生存率が明らかに改善していた．
(Clarke M, et al: Lancet 2005; **366**: 2087-2106)

パ節転移がある場合に照射すべきであるが，状況によっては1～3個の腋窩リンパ節転移でも照射を検討してもよいと考える．最近のメタ解析では，腋窩リンパ節転移のない患者でも1～2％の生存率改善効果が示唆されている[2]．

放射線照射部位

照射部位は胸壁と鎖骨上リンパ節が標準である．しかし，それ以外にも内胸リンパ節に照射することがある．**内胸リンパ節**については，内上領域（A領域）や内下領域（B領域）の乳がんで転移が起こりやすいとされている．転移で腫大しているケースはもちろんのこと，これらの領域の乳がんでは照射を検討する．

SECTION 04 鎖骨上リンパ節転移例に対する放射線療法

鎖骨上リンパ節転移例では状況が許せば根治を目指す

　現在，鎖骨上リンパ節転移のある乳がんはステージ IIIC に分類される．以前は M1a としてステージ IV に組み込まれていた．遠隔転移がある患者ほどではないが，鎖骨上リンパ節転移がある患者の乳がん死亡率は高いためである．鎖骨上リンパ節転移の有無は，その患者の乳がんが局所疾患であるのか，全身疾患であるのかの分水嶺に相当する．

　鎖骨上リンパ節転移のある患者の治療方針は，状況が許せば，根治を目指して鎖骨下までの治療を徹底的に実施し，鎖骨上リンパ節転移に対しては放射線療法で対処している．

SECTION 05 放射線療法の有害事象

患者に十分に説明し，理解し納得してもらった うえで治療する

合併症

　頻度が高いのは，放射線の照射範囲に一致した**皮膚炎**である．発赤，浮腫など の症状が出現するが，通常は保存的に治療できる．

　放射線療法の実施後6〜12か月間に**放射線肺臓炎**をきたすことがある．咳，発熱といった肺炎症状が出現する．胸部単純X線写真では照射野と同側の肺に肺炎像をみる．軽微であれば経過観察とするが，重症であればステロイドの投与が必要となる．呼吸器内科と相談しながら治療する．高用量ステロイド治療を施したのち，ステロイドを漸減・中止する．漸減する速度が速すぎると再燃する．漸減開始から中止までに時間がかかり，投与を1年くらい継続することが多く厄介である．

　放射線療法の晩期有害事象は，技術が確立されたため，現在ではほとんど目にしなくなった．また，非常に頻度は低いが，治療後10年以上経過したところで**血管肉腫**を発症することがある．

乳房再建における放射線療法

　放射線療法は一般的に整容性を損なう治療法である．まず皮膚炎によって皮膚の変色やむくみをきたし，健側との左右差がより顕著となる．さらに，皮膚拡張に対する安全域が狭い．放射線照射後に皮膚を伸ばす目的で大胸筋の下に組織拡張器（tissue expander: TE）を挿入すると，拡張した皮膚が壊死することがある．また，ブレストインプラント（シリコン製人工乳房）を挿入した乳房に対して放射線

を照射すると，**拘縮**を起こしやすくなる．

　乳房再建を希望する患者に対しては，これらの点を十分に説明し，理解して納得してもらったうえで治療を行う必要がある．

COLUMN

重要なのは局所療法か？　全身療法か？ 3)

　そもそも，同じ乳がんでも転移を起こさずに治癒する症例がある一方で，転移を起こして治癒困難になる症例があるのはなぜだろうか？

　この疑問に対してまず答えたのが，1900年頃にHalstedが提唱した「ハルステッド理論（Halsted theory）」である．乳がんは原発巣からリンパ管を通じて徐々に広がっていき，最後には遠隔臓器にまで広がって患者を死に至らしめる．そのため，広がった病変をも一塊にして局所を大きく切除できれば患者を助けられるとした．すなわち，ハルステッド理論は局所療法が治療のすべてという理論である．しかし，この理論によって遠隔転移のメカニズムを十分に説明することは難しかった．

　次に提唱されたのが，多くの臨床試験で今日の乳がん治療の礎を築いたFisherによる「フィッシャー理論（Fisher theory）」である．乳がんはその発生時に転移能力を有する乳がんと転移能力のない乳がんの2種類しかない．したがって，乳がん治療は全身療法が重要で，局所の治療は重視しなくてもよいというものである．この理論は「乳がんの全身病説」とも呼ばれ，一世を風靡した．しかし，この理論もいくつかの乳がんのエビデンスを説明できないでいる．第一に，マンモグラフィ検診を受けている女性は受けていない女性に比べて乳がんによる生存率が高くなる点である．早期診断が良好な予後に寄与するわけで，乳がん発生時に転移の有無が決まっているならば起こりえない現象である．第二に，放射線療法によって生存率が改善する点である．放射線療法は局所療法の代表格である．これも全身病説と矛盾する．第三に，乳がん局所再発率が低ければ死亡率も減少することが，EBCTCG（Early Breast Cancer Trialists' Collaborative Group）によるメタ解析で証明されている4)．この場合の局所再発率の低下は，放射線療法はもちろんのこと，手術や局所に作用する薬物療法を含めた集学的治療（multidisciplinary treatment）の効果によるものである．

　こうしたなか，Hellmanは次のような理論を展開している．乳がんは増殖や進展していくなかで転移する．この転移のタイミングは診断がついたときかもしれないし，不十分な局所療法の間に起きた転移かもしれない（あるいは転移する前に適切な局所療法を実施すれば患者を助けられるかもしれない）．現状では，この考え方が乳がんの病態を最もすっきりと説明しているように思われる．

COLUMN

局所療法のエビデンス

　乳がんの治療方針を決定するためのエビデンスの多くはランダム化比較試験（randomized controlled trial: RCT）の結果に基づく．質の高い RCT はエビデンスとして乳がんの治療戦略を改善してきた．薬物療法についてはエビデンスレベルの高い試験が数多く発表されている．しかしながら，局所療法，特に手術が関係する RCT については疑義を唱えられるものが散見される．

　たとえば，本章で紹介した AMAROS 試験がその 1 つである[1]．AMAROS 試験の目的は，センチネルリンパ節転移陽性例において放射線療法が腋窩リンパ節郭清術に対して非劣勢であることを証明することであった．しかし現実には，腋窩リンパ節郭清術施行群の 5 年局所再発率を 2% と想定したものの，結果は 0.5% 以下であり，非劣勢を証明することはできなかった．

　乳房温存療法（乳房部分切除術＋術後放射線療法）におけるセンチネルリンパ節転移陽性郭清省略の有用性を検討した ACOSOG-Z0011 試験も同様である[5]．ACOSOG-Z0011 試験の目的は，センチネルリンパ節転移陽性例において郭清省略が腋窩リンパ節郭清術に対して非劣勢を証明することであった．当初は 1,900 例を集積する予定だったが，結局 891 例しか集めることができなかった．症例数が少ないと小さな差異を検出しにくくなる．さらに本来は術後に放射線を照射する予定であったが 10% の症例は放射線療法を受けていないことが判明している．プロトコール違反である．

　古くは Fisher のグループが実施した NSABP B-04 試験の結果についても疑義を生じる部分がある[6]．腋窩リンパ節郭清術の実施の有無による生存率の違いを検証した試験である．727 例と必ずしも多くはない症例数で実施されている．結果は，有意差はないものの，局所再発率はもちろんのこと，遠隔再発率も腋窩リンパ節郭清術施行群のほうが低くなっている．しかし，統計学的な有意差がないことから，郭清省略は腋窩リンパ節郭清術と同等であると結論づけている．

　なお，Orr によるメタ解析では，手術だけで治療する時代においては，腋窩リンパ節郭清術は 5.4% の生存率改善に寄与したと報告されている[7]．

REFERENCE(CHAPTER VII)

1) Donker M, *et al*: Radiotherapy or surgery of the axilla after a positive sentinel node in breast cancer (EORTC 10981-22023 AMAROS): a randomised, multicentre, open-label, phase 3 non-inferiority trial. *Lancet Oncol* 2014; **15**: 1303-1310.
2) Early Breast Cancer Trialists' Collaborative G. Radiotherapy to regional nodes in early breast cancer: an individual patient data meta-analysis of 14 324 women in 16 trials. *Lancet* 2023; **402**: 1991-2003.
3) Punglia RS, *et al*: Local therapy and survival in breast cancer. *N Engl J Med* 2007; **356**: 2399-2405.
4) Clarke M, *et al*: Effects of radiotherapy and of differences in the extent of surgery for early breast cancer on local recurrence and 15-year survival: an overview of the randomised trials. *Lancet* 2005; **366**: 2087-2106.
5) Giuliano AE, *et al*: Axillary dissection vs no axillary dissection in women with invasive breast cancer and sentinel node metastasis: a randomized clinical trial. *JAMA* 2011; **305**: 569-575.
6) Fisher B, *et al*: Ten-year results of a randomized clinical trial comparing radical mastectomy and total mastectomy with or without radiation. *N Engl J Med* 1985; **312**: 674-681.
7) Orr RK: The impact of prophylactic axillary node dissection on breast cancer survival--a Bayesian meta-analysis. *Ann Surg Oncol* 1999; **6**: 109-116.

CHAPTER

VIII

転移・再発乳がん

予後はサブタイプによって異なる.
薬物療法を施行しつつ,
QOL の維持を図る.

SECTION 01 概論

治癒困難とされるが，薬物療法によって病勢を抑え，QOL の維持を図る

「転移・再発乳がん」とは？

「転移・再発乳がん（metastatic breast cancer）」とは，遠隔臓器に転移がある乳がんのことである．転移を起こしやすい臓器としては，骨，肺，胸膜，肝臓，脳などがあげられる．臨床的に重要な点は**予後不良**なことである．

1,544 人の転移・再発乳がん患者のうち，約 16 年後まで生存できた人は 41 人（2.7%）であったと報告されている（図 1）[1]．この成績はかなり厳しい数字であり，転移・再発乳がん患者が治癒困難とされる根拠となっている．このデータは

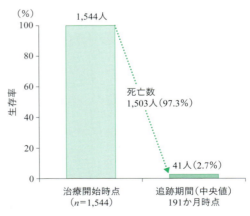

図 1 転移・再発乳がん患者における化学療法施行後約 16 年の生存率

(Rahman ZU, *et al*: *Cancer* 1999; **85**: 104-111)

乳がん診断時から転移のある患者の成績であるが，ステージI〜IIIの乳がん治療後に遠隔臓器に転移をきたした患者でも同じことがいえる．

治療の主たる目的

　治療の主たる目的は生活の質（quality of life: QOL）の維持である．主に薬物療法によって病気の進行を抑え，病巣の縮小を目指すことで目的を達成する．生存期間の延長はもちろん大切であるが，QOL の維持を優先する．

　特に化学療法は重篤な副作用があるため，患者によってはためらう人もいるが，こと乳がんに関しては治療効果によるメリットが副作用によるデメリットを上回ることが圧倒的に多い．したがって，患者には積極的に治療を受けるように勧める．

遠隔転移の有無の確定診断

　遠隔転移の有無の確定診断は，患者の予後を知り，正しい治療方針を立てるために重要である．遠隔転移は臨床症状，画像診断，腫瘍マーカー，転移・再発部の生検などで診断する．画像診断は有用であるが，誤診する可能性がある．できるだけ転移・再発部の生検を実施し，病理学的に確定診断する．転移・再発部の生検にはもう1つのメリットがある．原発巣と転移巣では免疫染色の結果が異なる場合がある．エストロゲン受容体（estrogen receptor: ER）とヒト上皮増殖因子受容体2型（human epidermal growth factor receptor type 2: HER2）の変化を知ることは薬剤選択の際に有用である．

　生検の実施が困難な場合は，画像診断と腫瘍マーカーの変動も加味して慎重に判断する．

SECTION 02 転移臓器別の治療

局所療法を含む集学的治療により対処する

通常，転移・再発乳がんは薬物療法で治療するが，以下に述べる病変では QOL 維持のために局所療法を含めた集学的治療（multidisciplinary treatment）も実施する．

骨転移

疼痛がある場合は鎮痛薬を投与しつつ，速やかに**放射線療法**を施行するように心がける．通常は 5 ～ 10 回程度の照射が必要である．効果が発揮されるまでに数週間ほどかかる．骨折した場合，特に 3 か月以上の生存が期待できるケースでは**外科的治療**を考える．**症状がない場合は速やかに薬物療法を施行する**．

骨転移患者では，将来の骨折予防のためにデノスマブやビスホスホネート製剤を投与するのが標準的とされる．ただ，これらの薬剤の使用は，虫歯や歯槽膿漏の治療がすんでおり，問題が全くない患者に限定したほうがよい．顎骨壊死を併発すると経口摂取が困難となり，患者の QOL を著しく害するからである．

胸水貯留

利尿薬による内科的治療が原則であるが，胸水量が多ければ**胸腔穿刺**による排液を考える．医原性の気胸を起こすと回復が困難なので，胸腔ドレーンを留置しておいたほうが無難である．可能ならば胸膜癒着術を試みる．同時に薬物療法を実施する．

脳転移

　まず脳外科医に手術適応を判断してもらう．適応がなければ，ガンマナイフ治療あるいは全脳照射による放射線療法を施行する．現時点で脳転移や髄膜転移に対する有効な薬物療法はない．広範囲の髄膜播種がみられる場合は薬物療法を断念する．脳の病巣がコントロールできるようであれば，脳以外の病変に対して薬物療法を実施する．

SECTION

03 薬物療法の方針と管理

緊急性，PS，サブタイプ，治療歴，脱毛への忍容性を確認し，薬剤を選択する

転移・再発乳がんの治療の中心は薬物療法である．薬剤選択にあたっては，以下に述べる❶〜❹の点を考慮して決定している．薬物療法施行中は定期的な検査を実施し，病状の悪化がみられた場合は薬剤の切り替えを検討する．

❶ 緊急性の確認

まずは生命維持に切迫した病変の有無を判断する．特に多発肝転移が「切迫」に該当する．その場合，主治医が最も治療効果が高いと考える薬剤を投与する．

❷ パフォーマンスステータス（PS）による評価

がん患者の全身状態の指標であるパフォーマンスステータス（performance status: PS）で評価する（表1）[2]．PSは米国の腫瘍学団体の1つ米国東海岸がん臨床試験グループ（Eastern Cooperative Oncology Group: ECOG）が提唱した指標である．PSスコア3以上では化学療法の施行は原則禁忌とされる．PSスコア2と3のわかりやすい境界線はベッドで過ごす時間の長さである．体調が悪く，日中の50％以上をベッドか椅子で過ごしてしまう状態をPSスコア3としている．

❸ サブタイプと治療歴の評価

がん細胞のサブタイプから使用可能な薬剤が限定される．加えて，過去の治療歴から薬剤感受性をある程度推定できる．たとえば，補助化学療法でタキサン系抗がん剤のパクリタキセルを使用した転移・再発乳がん患者では，同じタキサン

表1 | パフォーマンスステータス（PS）（日本語訳）

スコア	定義
0	全く問題なく活動できる．発症前と同じ日常生活を制限なく送れる．
1	肉体的に激しい活動は制限されるが，歩行可能で，軽作業や座っての作業は行うことができる（例：軽い家事，事務作業）．
2	歩行可能で，自分の身の回りのことはすべて行うことができるが，作業はできない．日中の 50 % 以上をベッド外で過ごす．
3	限られた自分の身の回りのことしかできない．日中の 50 % 以上をベッドか椅子で過ごす．
4	全く動けない．自分の身の回りのことを全くできない．1 日中ベッドか椅子で過ごす．

（Common Toxicity Criteria, Version2.0 Publish Date April 30, 1999）

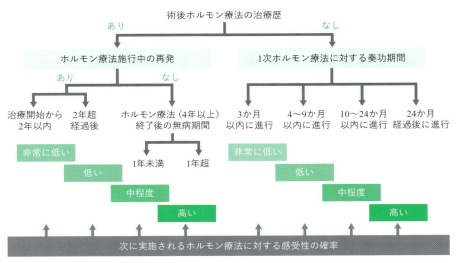

図2 | ホルモン療法に対する感受性
進行乳がんに対するホルモン療法に関する臨床試験における対象集団の実践的な層別化．
（Piccart M: Advanced Breast Cancer 2nd Consensus Conference 2013）

系抗がん剤のアブラキサンやドセタキセルに対する感受性がやや低くなっている可能性がある．

ホルモン療法も同様に過去のホルモン療法の治療歴により感受性が異なってくると考えられている(図2)[3]．一般的に無再発生存期間(relapse-free survival: RFS)が長いほどホルモン療法に対する感受性は高くなる．また，転移・再発乳がんに対してすでにホルモン療法を受けた患者については，奏功期間が長いほどホルモン療法に対する感受性が高いとされる．

❹ 脱毛に対する忍容性の確認

転移・再発乳がん患者にとって時間はとても大切である．化学療法で脱毛すると，もと通りになるのに年単位の時間が必要になる．患者が脱毛をためらっており，かつ病状に時間的な余裕が見込める場合は，脱毛をきたしにくい治療から開始する．

薬物療法の決定

上記❶〜❹の項目を検討したうえで治療を実施していく．❸で述べたように，サブタイプと治療歴から薬剤感受性を推定することは重要である．しかし現実には，治療に対する反応性は，実際に治療してみないとわからない部分もある．むしろ予想に反することのほうが多いといってよいくらいである．

一方，薬剤による副作用はかなり正確に予測できる．さらに，治療効果が予測できないのであれば，できるだけ苦痛が少なく，副作用を管理しやすい薬剤を優先するべきと考える．副作用が比較的軽微なホルモン療法は第一選択になりやすい．

薬物療法の管理

通常，月1回の血液検査と3か月に1回の画像検査を実施する．

腫瘍マーカーが増加して既存の病変が増大したとき，あるいは新規病変が出現したときには薬剤を切り替える．病巣が小さくなっているときや，縮小していないが現状維持の場合は同じ治療を継続する．

SECTION 04 主な治療薬

薬剤特性を十分に理解して使用する

各種のホルモン剤

ER 陽性乳がんが対象となる．一般的に副作用は軽微で治療効果が高いため，第一選択の治療となることが多い．高齢者や合併症のある患者でも使用しやすい．サイクリン依存性キナーゼ（cyclin-dependent kinase: CDK）4/6 阻害薬を投与されると無増悪生存期間（progression-free survival: PFS）の延長が認められたため，近年は併用されるケースが増えてきた．ER 陽性 HER2 陽性乳がんでは CDK4/6 阻害薬は保険適用外であるため，トラスツズマブが併用される．ホルモン療法に用いる薬剤には，タモキシフェン，黄体形成ホルモン放出ホルモン（luteinizing hormone-releasing hormone: LH-RH）アゴニスト製剤，アロマターゼ阻害薬（aromatase inhibitor: AI）（レトロゾール，アナストロゾール，エキセメスタン），トレミフェン，ヒスロン®H などがある．

1. LH-RH アゴニスト製剤

閉経前乳がんに適応がある．卵巣機能を停止させてエストロゲンの分泌を抑制することで抗腫瘍効果を発揮する．単剤でも腫瘍の縮小を期待できるが，他のホルモン剤と併用されることが多い．更年期症状と注射部位の硬結以外に目立った副作用はない．

2. タモキシフェン

抗エストロゲン薬である．閉経の有無に関わらず効果がある．閉経前患者では LH-RH アゴニスト製剤と併用されることが多い．更年期症状，子宮体がんといった婦人科系疾患，静脈血栓症などの副作用は指摘されているが，問題になることは少ない．

3．アロマターゼ阻害薬（AI）

レトロゾール，アナストロゾール，エキセメスタンの3剤がある．臨床的には
いずれの薬剤も同等である．末梢組織におけるエストロゲンの合成を阻害するこ
とで抗腫瘍効果を発揮する．そのため，閉経後乳がんにおいて使用される．

閉経前乳がんでは，LH-RH アゴニスト製剤との併用が他の抗がん剤（CDK4/6
阻害薬等）使用時に認められている．更年期症状，関節痛，骨密度低下，静脈血
栓症の副作用はあるが，問題になることは少ない．

4．フルベストラント

アゴニスト作用のない抗エストロゲン薬で，ER に結合してその作用を阻害
し，さらに乳がん細胞中の ER 量を低下させる．理論上は最も効率的に抗腫瘍効
果を発揮するホルモン製剤である．そのため，転移・再発乳がんでは頻用されて
いる．閉経前乳がんに対しては，LH-RH アゴニスト製剤との併用が他の抗がん
剤使用時に認められている．更年期症状，注射部位の硬結の副作用はあるが，問
題になることは少ない．

5．トレミフェン

転移・再発乳がんでは**1日 120 mg** を投与することで効果を発揮することがあ
る．ホルモン療法への感受性が高い転移・再発乳がんでは試みる価値がある．副
作用はタモキシフェンと同様であるが，タモキシフェンよりも子宮体がんの発生
リスクが低いとされる．

6．ヒスロン® H

「メドロキシプロゲステロン酢酸エステル」という長い一般名のため，商品名
で呼ばれることが多い．フェソロデックス® などの後発品の台頭により使用され
る機会が減った．ただ，ホルモン療法への感受性が高い転移・再発乳がんで効果
を発揮することがある．血栓症が起こりやすいので注意する．

CDK4/6 阻害薬―パルボシクリブ，アベマシクリブ

ER 陽性 HER2 陰性乳がんに適応がある．ホルモン療法の治療ターゲットであ
るエストロゲンによるがん細胞増殖機構の1つとして，CDK4/6 を介した細胞増
殖のメカニズムが知られている．したがって，CDK4/6 阻害薬はエストロゲンの
重要ながん細胞増殖機構の1つを阻害することで，ホルモン療法の治療効果を高
めているといえる．わが国では CDK4/6 阻害薬としてパルボシクリブとアベマシ

クリブが使用できる．いずれも PFS を改善することが証明されている．アベマシクリブではさらに全生存期間（overall survival: OS）をも改善しうることが示されている．パルボシクリブでは同様の効果が実証されていないため，治療効果という観点ではアベマシクリブを優先して使うようにする．

ただし，アベマシクリブは投与開始後 2 か月ほど強い下痢症状を引き起こす．したがって，この副作用を受け入れられそうな患者を選択する必要がある．パルボシクリブの主な副作用は好中球減少症であるが，減薬により対応できる．副作用の管理という観点ではパルボシクリブを優先して使うようにする．いずれの薬剤も間質性肺炎や肝機能障害といった重大な合併症を引き起こすことがあるので，製薬メーカーの「適正使用ガイド」を確認しておく．

経口 5-FU 系抗がん剤―カペシタビン，TS-1

すべてのサブタイプで使用できる経口薬である．脱毛をきたしにくい．いずれの薬剤も体内にてフルオロウラシル（5-fluorouracil: 5-FU）に変換され，抗腫瘍効果を発揮する．

TS-1 の主な副作用は，好中球減少症，間質性肺炎，下痢，口内炎，涙道狭窄，静脈血栓症，色素沈着などが知られる．特に腎機能低下患者で副作用が強く出やすい．カペシタビンの主な副作用は，好中球減少症，手足症候群，肝機能障害や消化器症状（悪心・嘔吐，下痢，口内炎等）が知られる．カペシタビンの手足症候群の発症を抑える手段として，シクロホスファミドを併用するレジメンがある[4]．

ビノレルビン

すべてのサブタイプで使用できる．脱毛をきたしにくい．微小管に作用してがん細胞の増殖を抑制する．

血球減少やしびれなどの副作用はあるが，注意すれば大きな問題になることは少ない．間質性肺炎は起こりうる．最大の問題は静脈炎をきたしやすいことである．また，血管漏出を起こすと治療に難渋することが知られる．そのため，本剤を用いる場合は基本的に静脈ポートの留置が前提となる．そのような準備を必要とすることと，アブラキサン® やハラヴェンといった有用性が高い薬剤を使用で

きることから，本剤の使用頻度は減っている．

エリブリン

すべてのサブタイプで使用できる．脱毛をきたす．点滴時間は短い．

主な副作用として，好中球減少症，しびれ，消化器症状（便秘，下痢等），肝機能障害，間質性肺炎などがあるが，いずれも軽微であることが多い．使用しやすい薬剤である．

ナブパクリタキセル，パクリタキセル，ドセタキセル

いずれもタキサン系抗がん剤である．すべてのサブタイプで使用できる．脱毛をきたす．治療効果について信頼できる薬剤であり，早急な治療効果を求める際に選択する薬剤の1つである．

ナブパクリタキセル（アブラキサン®）とパクリタキセルは溶解剤が異なるだけで有効成分は全く同じである．ナブパクリタキセルのほうが過敏症反応のリスクが低い．これは大きなメリットである．しかし，ナブパクリタキセルのほうが高価であり，ヒト血清アルブミンが含まれているため未知の感染症に対するリスクが存在するという欠点もある．ナブパクリタキセルの主な副作用は血球減少症としびれであり，減薬で対応する．

パクリタキセルについては「CHAPTER VI 化学療法」で述べた．パクリタキセル週1回投与療法の効果が認められ，長期投与する場合は2週間に1回の投与とするとよい．ドセタキセルの主な副作用は血球減少症とむくみである．副作用を減らすためにドセタキセルの投与量は体表面積当たり60 mg から開始することが多い．

パクリタキセルとドセタキセルは同じタキサン系抗がん剤であるが，交差耐性が完全に起こるわけではない．したがって，一方が不応性になっても，もう一方を試してみる価値は十分にある．

アンスラサイクリン系抗がん剤

ドキソルビシン，エピルビシンを含む抗がん剤がここに分類される．シクロホ

スファミドや 5-FU 製剤を併用するレジメンが多い．治療効果について信頼できる薬剤であり，早急な治療効果を求めるときにタキサン系抗がん剤と同様，あるいはそれより優先して選択すべき薬剤である．すべてのサブタイプで使用できる．

HER2 陽性乳がんでは心機能の関係でトラスツズマブなどとの併用は避ける．補助化学療法のときよりも減量して使用する．詳細については「CHAPTER VI 化学療法」を参照されたい．

トラスツズマブ

HER2［erb-B2 受容体チロシンキナーゼ(erb-B2 receptor tyrosine kinase 2: ERBB2)］は細胞増殖の情報伝達に重要な蛋白質とされる．トラスツズマブは HER2 に対する抗体である．単剤では脱毛をきたさない．単剤での効果は限定的であるが，抗がん剤と併用することで高い治療効果を得られる．特にパクリタキセルなどのタキサン系抗がん剤との相性がよい．以前は HER2 陽性乳がんの治療に難渋していたが，トラスツズマブの登場によって劇的に改善した．

トラスツズマブの主な副作用に心機能障害があるが，休薬により改善するとされる．また，初回投与時に「インフュージョンリアクション(infusion reaction)」と呼ばれる発熱や悪寒といった症状が現れることがあるが，非ステロイド性抗炎症薬(non-steroidal anti-inflammatory drugs: NSAIDs)で対応できる．抗がん剤と併用して病状が安定したときに抗体療法のみを継続して副作用を抑えることがある．

ペルツズマブ

HER2 陽性乳がんに用いられる．単剤では脱毛をきたさない．トラスツズマブとドセタキセルを併用して使用される．HER2 陽性乳がんでは第一選択薬である．ペルツズマブはトラスツズマブの効果を高める薬剤と理解すればよい．

インフュージョンリアクション，心機能障害に注意する．副作用対策は主に併用するドセタキセルに対するものである．

トラスツズマブ エムタンシン(T-DM1)（カドサイラ®）

HER2 陽性乳がんに適応がある．脱毛をきたしにくい．トラスツズマブに抗がん剤の薬物分子を結合させた薬剤である．比較的使いやすい薬剤であるが，まずは**血小板の減少**に注意する．そのほか，肝機能障害，しびれ，インフュージョンリアクション，間質性肺炎，心不全などが起こりうる．

トラスツズマブ デルクステカン(T-DXd)（エンハーツ®）

HER2 陽性乳がん，あるいは HER2 低発現乳がんに適応がある．脱毛をきたす．T-DM1 同様，トラスツズマブに抗がん剤の薬物分子を結合させた薬剤である．ただ，抗体 1 つ当たりに結合する分子の個数が異なる．T-DM1 では 3 個程度であるが，T-DXd では 8 個程度となる．

主な副作用として，間質性肺疾患，骨髄抑制，インフュージョンリアクション，心機能障害，肝機能障害，悪心・嘔吐，食欲減退，倦怠感が知られる．特にエンハーツ®の**間質性肺炎は頻度が高く**，対応を誤ると致死的転機をとるので注意が必要である．

ラパチニブ

HER2 陽性乳がんに適応がある．脱毛をきたしにくい．もともと HER2 陽性乳がん患者を対象とした臨床試験において，カペシタビンを単剤で投与するよりもラパチニブを併用することで有効性が確認された経緯がある．そのため，**カペシタビンと併用**して投与する．

副作用は，カペシタビン単剤に比べて，下痢，胃もたれ，皮疹が出やすい．心機能障害，肝機能障害，間質性肺炎には注意が必要である．今日，多くの抗HER2 薬が開発された影響から，本剤の使用頻度は減っている．

オラパリブ（リムパーザ®）

***BRCA1* または *BRCA2* に病的バリアントのある HER2 陰性乳がん**が適応である．脱毛をきたすことは少ない．転移・再発乳がんが判明した時点で遺伝子検査を検討する．

主な副作用として，骨髄抑制，間質性肺疾患，静脈血栓塞栓症，感染症，悪心・嘔吐などがあげられる．

ペムブロリズマブ（キイトルーダ®）

補助療法とは異なり，PD-L1（programmed cell death ligand 1）陽性のトリプルネガティブ乳がん（triple negative breast cancer: TNBC）に適応がある．ペムブロリズマブは PD-1（programmed cell death 1）に作用するが，測定するのは PD-L1 である．指定された PD-L1 測定法で適応の有無を検討する．ゲムシタビンとカルボプラチンの併用，パクリタキセルとの併用，あるいはナブパクリタキセルとの併用の 3 つの併用パターンのいずれかで治療される．

主な副作用として，肝機能障害，甲状腺機能障害，神経障害［ギラン・バレー症候群（Guillain–Barré syndrome）等］，下痢（腸炎），インフュージョンリアクション，腎機能障害，間質性肺炎がある．そのほかにも多彩な自己免疫疾患を引き起こしうる．対応が遅れると致死的となることがあるので警戒が必要である[5,6]．

アテゾリズマブ（テセントリク®）

PD-L1 陽性 TNBC に適応がある．アテゾリズマブの使用にあたっては PD-L1 陽性を確認する必要があり，ペムブロリズマブ使用時とは異なる測定法を用いる．本剤自体では脱毛をきたしにくいが，脱毛を起こすナブパクリタキセルとの併用が原則である．

主な副作用として，皮膚障害，神経障害，下痢，甲状腺機能障害，肝機能障害が知られる．ペムブロリズマブ同様，多彩な自己免疫疾患を引き起こしうる．

カピバセルチブ(トルカプ®)

カピバセルチブは AKT(AKT serine/threonine kinase)阻害薬である．この薬は2024年3月に製造・販売が承認され，今後使用頻度が増えてくることが予想される．AKT はホスファチジルイノシトール 3- キナーゼ(phosphatidylinositol-3 ki-

表2 | 各サブタイプで選択可能な化学療法

ER 陽性 HER2 陽性乳がん

1. ペルツズマブ＋トラスツズマブ＋ドセタキセル療法
2. トラスツズマブ デルクステカン(T-DXd)
3. トラスツズマブ エムタンシン(T-DM1)
4. トラスツズマブ＋ホルモン療法［タモキシフェン，LH-RH アゴニスト製剤，アロマターゼ阻害薬(レトロゾール，アナストロゾール，エクセメスタン)，フルベストラント，トレミフェン，ヒスロン®H］
5. ラパチニブ＋カペシタビン療法
6. トラスツズマブ＋化学療法(カペシタビン，TS-1，ビノレルビン，エリブリン，ナブパクリタキセル，パクリタキセル，ドセタキセル)
7. アンスラサイクリン系抗がん剤

ER 陽性 HER2 陰性乳がん

1. ホルモン療法：タモキシフェン，LH-RH アゴニスト製剤，アロマターゼ阻害薬(レトロゾール，アナストロゾール，エクセメスタン)，フルベストラント，トレミフェン，ヒスロン®H
2. パルボシクリブ，アベマシクリブ(いずれもホルモン剤を併用)
3. 経口 5-FU 系抗がん剤(カペシタビン，TS-1)
4. ビノレルビン
5. エリブリン
6. ナブパクリタキセル，パクリタキセル，ドセタキセル
7. アンスラサイクリン系抗がん剤
8. オラパリブ[*1]
9. T-DXd(エンハーツ®)[*2]
10. カピバセルチブ(トルカプ®)

ER 陰性 HER2 陽性乳がん

1. ペルツズマブ＋トラスツズマブ＋ドセタキセル療法
2. トラスツズマブ デルクステカン(T-DXd)
3. トラスツズマブ エムタンシン(T-DM1)
4. ラパチニブ＋カペシタビン療法
5. トラスツズマブ＋化学療法(カペシタビン，TS-1，ビノレルビン，エリブリン，ナブパクリタキセル，パクリタキセル)
6. アンスラサイクリン系抗がん剤

ER 陰性 HER2 陰性乳がん

1. 経口 5-FU 系抗がん剤(カペシタビン，TS-1)
2. ビノレルビン
3. エリブリン
4. ナブパクリタキセル，パクリタキセル，ドセタキセル
5. アンスラサイクリン系抗がん剤
6. アテゾリズマブ，ペムブロリズマブ(いずれも抗がん剤を併用)[*3]
7. オラパリブ[*1]
8. T-DXd(エンハーツ®)[*2]

ER：エストロゲン受容体，HER2：ヒト上皮増殖因子受容体 2 型，LH-RH：黄体形成ホルモン放出ホルモン，5-FU：フルオロウラシル，PD-L1：programmed cell death ligand 1.

[*1]：*BRCA1* または *BRCA2* に病的バリアントがあることを確認する．
[*2]：HER2 低発現であることを確認する．
[*3]：PD-L1 陽性を確認する．

nase: PI3K）と PTEN（phosphatase and tensin homolog）とともに乳がん細胞の増殖に関与する細胞内情報伝達経路を構成している．この経路は特にエストロゲン受容体（estrogen receptor: ER）経路が不応性になったときに活性化すると考えられている．そのような状況下ではカピバセルチブは高い抗腫瘍効果が期待できる．

わが国においてはホルモン療法後に増悪した AKT，PI3K あるいは PTEN のいずれかに遺伝子変異を有する ER 陽性 HER2 陰性の手術不能あるいは転移・再発乳がんに適応がある．

投与法はフルベストラントと併用で，1 回 400 mg を 1 日 2 回，4 日連続して経口投与し，その後 3 日間休薬する．1 週間を 1 サイクルとして繰り返す．患者の状態により増減する．

主な副作用は，下痢，悪心，発疹である．下痢，皮膚症状（多形紅斑，紅皮症），高血糖は重症化する可能性があるので特に注意する．

各サブタイプで選択可能な化学療法

各サブタイプで選択しうる化学療法のパターンを表 2 に示した．

COLUMN

がんの不均一性（tumor heterogeneity）

　これは特に「化学療法はなぜ効かなくなるか？」を説明する際の重要なキーワードである．

　がん細胞は増殖するにつれて多様な性質をもつがん細胞が発生するようになり，不均一性を増していく[7]．もともとは抗がん剤によく反応するがん細胞も，不均一性を増すことで抗がん剤に薬剤耐性をもつがん細胞が発生し増えてくる．抗がん剤の種類を変えても，また新たに薬剤耐性をもつがん細胞が発生し増える．これが薬剤によるがん治療を難しくしている理由である．がん細胞が抗がん剤の薬剤耐性を獲得するメカニズムは抗菌薬の耐性化によく似ているといわれる．

　乳がんに関しては，いったん遠隔転移を起こすほど腫瘍量が多くなると，抗がん剤では太刀打ちできないくらいに不均一性が増すと考えるべきなのだろう．

COLUMN

腫瘍救急（oncogenic emergency）

　がん患者は慢性の経過をとることが多く，主治医も患者の病状の安定に日々努めている．しかしながら，予期せぬイベントが起こり，緊急の対応が必要となるケースがある．これを「腫瘍救急（oncogenic emergency）」と呼んでいる．乳がん患者で比較的よく起こる病態を表3に整理した．治療に関連するものもあるし，主治医が把握していない病変によることもあり，また病状の進行によるものもある．一見乳がんに無関係と思える症状でも「実は関係していた」ということが少なからずある．したがって，診療要請には主治医として快く対応することが大切である．腫瘍救急の治療は化学療法が第一選択とならないことが多く，症状の原因である病巣に対して手術，放射線療法，内科的治療が施される頻度が高い．

　ここで特に強調しておきたいのは，転移・再発乳がん患者では採血時に少なくとも血中カルシウム値はルーチンで測ることである．また，髄膜播種は意外な症状で発症することがある．自験例では激しい腰痛で発症した患者がいた．

表3 乳がん領域で遭遇する主な腫瘍救急の病態

・好中球減少症に伴う発熱，ショック
・がん性胸水やがん性リンパ管症に伴う呼吸困難
・がん性心膜炎に伴う心不全
・高カルシウム血症や脳転移による意識障害
・腫瘍による脊髄圧迫に伴う歩行困難
・肝内腫瘍出血による腹痛
・骨転移による疼痛や骨折
・汎発性髄膜播種による様々な症状
・骨髄がん腫症に伴う貧血

COLUMN

Hortobagyi のアルゴリズム（図3）[8]

　転移・再発乳がんに対する古典的な治療戦略である．以下に概略を記載する．
①まずは生命維持に切迫した病変の有無を判断する．特に多発肝転移が「切迫」に該当する．その場合，主治医が最も効果的と考える薬剤を投与する．
②ER 陽性乳がんであれば，まずはホルモン療法から施行することを考える．1次ホルモン療法に反応があれば，のちに不応性になっても別の2次ホルモン療法を施行する．もし1次ホルモン療法に全く反応がなければ，化学療法に移行する．同様に2次ホルモン療法を施行して，2次ホルモン療法に反応があれば，のちに不応性になったら別の3次ホルモン療法というように切り替えていく．切り替えても全く反応がなければ，化学療法を開始する．
③化学療法は ER 陰性乳がんとホルモン療法に全く反応がない ER 陽性乳がんに対して施行する．まずは1次化学療法を施行する．不応性になれば，2次化学療法を施行する．最終的には緩和的治療・支持療法への移行を検討する．

　現在では抗 HER2 療法，CDK4/6 阻害薬が開発され，このアルゴリズムは時代に合わなくなってしまった．しかし，副作用が軽微で治療効果が高い

ホルモン療法を中心にすえて治療を行うという考え方は，今日の転移・再発乳がんの治療戦略にも大きな影響を与えている．

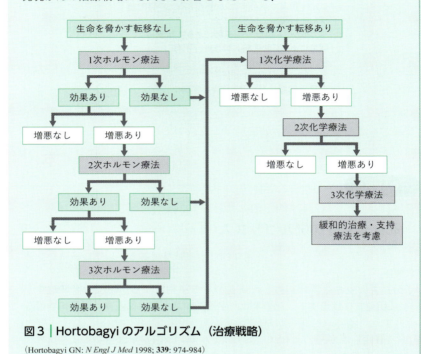

図3 | Hortobagyi のアルゴリズム（治療戦略）
（Hortobagyi GN: *N Engl J Med* 1998; **339**: 974-984）

REFERENCE（CHAPTER VIII）

1） Rahman ZU, *et al*: Results and long term follow-up for 1581 patients with metastatic breast carcinoma treated with standard dose doxorubicin-containing chemotherapy: a reference. *Cancer* 1999; **85**: 104-111.

2） Common Toxicity Criteria, Version2.0 Publish Date April 30, 1999.
http://ctep.cancer.gov/protocolDevelopment/electronic_applications/docs/ctcv20_4-30-992.pdf（最終閲覧日 2024 年 4 月 18 日）

3） Piccart M: Advanced breast cancer 2nd consensus conference 2013.

4） Yoshimoto M, *et al*: Metronomic oral combination chemotherapy with capecitabine and cyclophosphamide: a phase II study in patients with HER2-negative metastatic breast cancer. *Cancer Chemother Pharmacol* 2012; **70**: 331-338.

5） Brahmer JR, *et al*: Management of immune-related adverse events in patients treated with immune checkpoint inhibitor therapy: American society of clinical oncology clinical practice guideline. *J Clin Oncol* 2018; **36**: 1714-1768.

6） Wang DY, *et al*: Fatal toxic effects associated with immune checkpoint inhibitors: a systematic review and meta-analysis. *JAMA Oncol* 2018; **4**: 1721-1728.

7） Gerlinger M, *et al*: Intratumor heterogeneity and branched evolution revealed by multiregion sequencing. *N Engl J Med* 2012; **366**: 883-892.

8） Hortobagyi GN: Treatment of breast cancer. *N Engl J Med* 1998; **339**: 974-984.

CHAPTER

IX

薬物療法ダイジェスト

補助療法では相対用量強度（RDI）を
できるだけ保つ．転移・再発乳がんでは
QOL を重視して用量調節する．

SECTION 01 ホルモン療法

ER 陽性乳がんに使用する

ホルモン療法に用いられる薬剤の種類と用法・用量を**表1**にまとめた.

表1 | ホルモン療法に用いられる薬剤の種類と用法・用量

	薬剤名	用法・用量	備考
抗エストロゲン薬	タモキシフェン	1回20 mg, 1日1回, 経口	・補助療法：10年 ・転移・再発がん：奏功中継続
	トレミフェン	1回120 mg, 1日1回, 経口	転移・再発乳がん：奏功中継続
LH-RHアゴニスト	ゴセレリン	10.8 mg, 12～13週ごとに1回, 前腹部に皮下注	・補助療法：5年. 原則的にタモキシフェンと併用 ・転移・再発乳がん：奏功中継続.
	リュープロレリン	・11.25 mg, 12週 に1回, 皮下注 ・22.5 mg, 24週に1回, 皮下注	・補助療法：5年. 原則的にタモキシフェンと併用 ・転移・再発乳がん：奏功中継続
アロマターゼ阻害薬	アナストロゾール	1回1 mg, 1日1回, 経口	・補助療法：5年 ・転移・再発乳がん：奏功中継続
	レトロゾール	1回2.5 mg, 1日1回, 経口	・補助療法：5年 ・転移・再発乳がん：奏功中継続
	エキセメスタン	1回25 mg, 1日1回, 経口	・補助療法：5年 ・転移・再発乳がん：奏功中継続
その他	ヒスロン®H	1回200～400 mg, 1日3回, 経口	転移・再発乳がん：奏功中継続
	フルベストラント筋注250 mg	左右の臀部に1筒ずつ合計2筒を筋肉内投与. 初回, 2週間後, 4週間後に投与し, その後は4週ごとに投与.	・閉経前乳がん：LH-RHアゴニスト投与下で他の抗がん剤と併用 ・転移・再発乳がん：奏功中継続

LH-RH：黄体形成ホルモン放出ホルモン.

SECTION 02

術前術後の点滴による化学療法

相対用量強度（RDI）をできるだけ保つ

化学療法における留意事項

①化学療法を実施する際には，必ず HBs 抗原，HBs 抗体，HBc 抗体を測定し，B 型肝炎ウイルス（hepatitis B virus: HBV）の既感染例か否かを確定する．既感染例についてはガイドラインに沿って対応する[1].

②発熱時の頓用の 1 つにはオーグメンチン® 配合剤 250RS が推奨されている．ただし，消化器症状が原因で服用困難な患者がいることに留意する．

③有害事象共通用語規準（common terminology criteria for adverse events: CTCAE）におけるグレード 1 の AST，ALT の上昇（肝機能障害）がみられる場合，以下の肝庇護薬を投与することがある．

・強力ネオミノファーゲンシー® 静注 20 mL を 1 日 40 ～ 60 mL 静注あるいは点滴

・グリチロン® 配合錠を 1 回 3 錠，1 日 3 回（毎食後），経口

AC 療法（ドキソルビシン＋シクロホスファミド）

1．投与例

Day 1	点滴 1	・パロノセトロン静注 0.75 mg ・デキサート® 9.9 mg ・生理食塩水 100 mL	15 分
	点滴 2	・ドキソルビシン 60 mg/m^2 ・生理食塩水 100 mL	15 分

	点滴 3	・シクロホスファミド 600 mg/m^2 ・5 % ブドウ糖液 250 mL	30 分
Day 3	皮下注	ペグフィルグラスチム BS 皮下注 3.6 mg（省略可）	―

1 サイクルの期間（次のサイクルまでの標準期間）：3 週間.
総サイクル数：4 サイクル.

2．投与基準

　治療開始前に心臓超音波検査による心機能評価を実施する．Day 1 に診察と血液検査を実施し，好中球数が 1,500 個 / μL 未満で延期する．その他の副作用については CTCAE のグレード 2 以上で延期を検討する．

3．内服処方例

Day 1	点滴治療 投与直前	アプレピタント® カプセル 125 mg，1 回 1 カプセル
	夜から	オランザピン® 5 mg，1 回 1 錠，1 日 1 回（夕食後），4 日間
Day 2	朝から	・アプレピタント® カプセル 80 mg，1 回 1 カプセル，1 日 1 回（朝食後），2 日間 ・デカドロン® 錠 4 mg，1 回 1 錠，1 日 2 回（朝昼食後），3 日間 ・テプレノン® カプセル 50 mg，1 回 1 カプセル，1 日 3 回（毎食後），3 日間
頓用 （38 ℃以上の発熱時）		・シプロフロキサシン® 錠 200 mg，1 回 2 錠，1 日 2 回（朝夕食後），5 日間 ・オーグメンチン® 配合剤 250RS，1 回 2 錠，1 日 2 回（朝夕食後），5 日間

dose-dense AC 療法

1．投与例

Day 1	点滴 1	・パロノセトロン静注 0.75 mg ・デキサート® 9.9 mg ・生理食塩水 100 mL	15 分
	点滴 2	・ドキソルビシン 60 mg/m^2 ・生理食塩水 100 mL	15 分
	点滴 3	・シクロホスファミド 600 mg/m^2 ・5 % ブドウ糖液 250 mL	30 分
Day 2	皮下注	ペグフィルグラスチム BS 皮下注 3.6 mg	―

1 サイクルの期間（次のサイクルまでの標準期間）：2 週間.
総サイクル数：4 サイクル.

2．投与基準

　治療開始前に心機能評価を実施する．Day 1 に診察と血液検査を実施し，好中球数 1,500 個 / μL 未満で延期，総リンパ球数 1,000 個 / μL 未満で ST 合剤の予防投与（バクタ® 配合錠を 1 回 1 錠，1 日 1 回連日あるいは週 3 回投与）を検討す

る．その他の副作用については CTCAE のグレード 2 以上で延期を検討する．

3．内服処方例

Day 1	点滴治療投与直前	アプレピタント® カプセル 125 mg，1 回 1 カプセル
	夜から	オランザピン® 錠 5 mg，1 回 1 錠，1 日 1 回(夕食後)，4 日間
Day 2	朝から	・アプレピタント® カプセル 80 mg，1 回 1 カプセル，1 日 1 回(朝食後)，2 日間 ・テプレノン® カプセル 50 mg，1 回 1 カプセル，1 日 3 回(毎食後)，3 日間
頓用 (38℃以上の発熱時)		・シプロフロキサシン® 錠 200 mg，1 回 2 錠，1 日 2 回(朝夕食後)，5 日間 ・オーグメンチン® 配合剤 250RS，1 回 2 錠，1 日 2 回(朝夕食後)，5 日間

パクリタキセル療法

1．投与例

| Day 1 | 点滴 1 | ・デキサート® 6.6 mg
・ファモチジン注 20 mg
・ポララミン® 注 5 mg
・生理食塩水 100 mL | 15 分 |
| | 点滴 2 | ・パクリタキセル 80 mg/m^2
・生理食塩水 250 mL | 60 分 |

1 サイクルの期間(次のサイクルまでの標準期間)：1 週間．
総サイクル数：12 サイクル．

2．投与基準

Day1 に診察と血液検査を実施し，好中球数 1,000 個/μL 未満で延期する．その他の副作用については CTCAE のグレード 2 以上で延期を検討する．

3．内服処方例

特に処方していない．

ドセタキセル療法

1．投与例

| Day 1 | 点滴 1 | ・デキサート® 6.6 mg
・生理食塩水 100 mL | 15 分 |
| | 点滴 2 | ・ドセタキセル 75 mg/m^2
・5 % ブドウ糖液 500 mL | 60 分 |

1 サイクルの期間(次のサイクルまでの標準期間)：3 週間．
総サイクル数：4 サイクル．

2．投与基準

　Day 1 に診察と血液検査を実施し，好中球数 1,500 個 /μL 未満で延期する．その他の副作用については CTCAE のグレード 2 以上で延期を検討する．

3．内服処方例

頓用 （38 ℃以上の発熱時）	・シプロフロキサシン® 錠 200 mg，1 回 2 錠，1 日 2 回（朝夕食後），5 日間 ・オーグメンチン® 配合剤 250RS，1 回 2 錠，1 日 2 回（朝夕食後），5 日間

TC 療法（ドセタキセル＋シクロホスファミド）

1．投与例

Day 1	点滴 1	・デキサート® 9.9 mg ・グラニセトロン点滴静注バッグ 1 mg/50 mL	15 分
	点滴 2	・ドセタキセル 75 mg/m^2 ・5 ％ブドウ糖液 500 mL	60 分
	点滴 3	・シクロホスファミド 600 mg/m^2 ・5 ％ブドウ糖液 250 mL	30 分
Day 3	皮下注	ペグフィルグラスチム BS 皮下注 3.6 mg	－

1 サイクルの期間（次のサイクルまでの標準期間）：3 週間．
総サイクル数：4 サイクル．

2．投与基準

　Day 1 に診察と血液検査を実施し，好中球数 1,500 個 /μL 未満で延期する．その他の副作用については CTCAE のグレード 2 以上で延期を検討する．

3．内服処方例

Day 2	朝から	・デカドロン® 錠 4 mg，1 回 1 錠，1 日 2 回（朝昼食後），2 日間 ・テプレノン® カプセル 50 mg，1 回 1 カプセル，1 日 3 回（毎食後），2 日間
頓用	38 ℃以上の 発熱時	・シプロフロキサシン® 錠 200 mg，1 回 2 錠，1 日 2 回（朝夕食後），5 日間 ・オーグメンチン® 配合剤 250RS，1 回 2 錠，1 日 2 回（朝夕食後），5 日間
	皮膚搔痒時	オロパタジン塩酸塩 5 mg，1 回 1 錠，1 日 2 回（朝夕食後），14 日間

ペルツズマブ＋トラスツズマブ＋パクリタキセル療法

1．投与例①［最初の 4 サイクル（12 週）］

Day 1	点滴 1	・デキサート® 6.6 mg ・ファモチジン注 20 mg ・ポララミン® 注 5 mg ・生理食塩水 100 mL	15 分
	点滴 2	・ペルツズマブ 420 mg ・生理食塩水 250 mL [*1,2]	30 分[*1]
	点滴 3	・トラスツズマブ 6 mg/kg ・生理食塩水 250 mL [*3]	30 分[*3]
	点滴 4	・パクリタキセル 80 mg/m^2 ・生理食塩水 250 mL	60 分
Day 8, 15	点滴 1	・デキサート® 6.6 mg ・ファモチジン注 20 mg ・ポララミン® 注 5 mg ・生理食塩水 100 mL	15 分
	点滴 2	・パクリタキセル 80 mg/m^2 ・生理食塩水 250 mL	60 分

1 サイクルの期間（次のサイクルまでの標準期間）: 3 週間.
総サイクル数: 4 サイクル.
[*1]: 初回のみ，ペルツズマブ 840 mg＋生理食塩水 250 mL を 60 分で投与.
[*2]: ペルツズマブを実施しないときはここを省略する.
[*3]: 初回のみ，トラスツズマブ 8 mg/m^2＋生理食塩水 250 mL を 90 分で投与.

2．投与基準①［最初の 4 サイクル（12 週）］

　治療開始前に心機能評価を行い，その後，少なくとも治療中は 6 か月ごとの心臓超音波による心機能評価を実施する．毎週，診察と血液検査を実施し，好中球数 1,000 個 / μL 未満で延期する．その他の副作用については CTCAE のグレード 2 以上で延期を検討する．

3．内服処方例①［最初の 4 サイクル（12 週）］

　特に処方していない．

4．投与例②［残りの 13 サイクル（39 週）］

Day 1	点滴 1	・ペルツズマブ 420 mg ・生理食塩水 250 mL [*4,5]	30 分[*4]
	点滴 2	・トラスツズマブ 6 mg/kg ・生理食塩水 250 mL [*6]	30 分[*6]

1 サイクルの期間（次のサイクルまでの標準期間）：3 週間.
総サイクル数：13 サイクル.
*4：前回から間隔が空いてしまった場合，ペルツズマブ 840 mg＋生理食塩水 250 mL を 60 分で投与.
*5：ペルツズマブを実施しないときはここを省略する.
*6：前回から間隔が空いてしまった場合，トラスツズマブ 8 mg/kg＋生理食塩水 250 mL を 90 分で投与.

5．投与基準②［残りの 13 サイクル（39 週）］

6 か月ごとに心臓超音波検査よる心機能評価を行う．毎週診察を行うが，血液検査は必要がなければ実施していない．副作用については CTCAE のグレード 2 以上で延期を検討する.

6．内服処方例②［残りの 13 サイクル（39 週）］

特に処方していない.

ヒト上皮増殖因子受容体 2 型（human epidermal growth factor receptor type 2: HER2）陽性乳がん患者に術前化学療法を実施して病理学的完全奏功（pathological complete response: pCR）が得られなかった患者（non-pCR）に対しては，ペルツズマブとトラスツズマブを 13 サイクル投与する代わりに下記のトラスツズマブ エムタンシン（T-DM1）を投与する.

7．投与例③［non-pCR 症例における残りの 13 サイクル（39 週）］

Day 1	点滴 1	・デキサート® 6.6 mg ・生理食塩水 100 mL	15 分
	点滴 2	・T-DM1 3.6 mg/kg ・生理食塩水 250 mL	30 分 *7

1 サイクルの期間（次のサイクルまでの標準期間）：3 週間.
総サイクル数：13 サイクル.
*7：T-DM1（カドサイラ®）の初回投与時は 90 分とする.

8．投与基準③［non-pCR 症例における残りの 13 サイクル（39 週）］

6 か月ごとの心臓超音波検査による心機能評価を実施する．Day 1 に診察と血液検査を実施し，好中球数 1,500 個/μL 未満あるいは血小板数 7.5 万個/μL 未満で延期する．その他の副作用については CTCAE のグレード 2 以上で延期を検討する.

9．内服処方例③［non-pCR 症例における残りの 13 サイクル（39 週）］

特に処方していない.

TCH療法（ドセタキセル＋カルボプラチン＋トラスツズマブ）

1．投与例① ［最初の6サイクル（18週）］

Day 1	点滴1	・デキサート® 9.9 mg ・グラニセトロン点滴静注バッグ 1 mg/50 mL	15分
	点滴2	・ドセタキセル 75 mg/m^2 ・生理食塩水 500 mL	60分
	点滴3	・カルボプラチン AUC[*1] 投与量 6 mg/mL/分 ・生理食塩水 500 mL	60分
	点滴4	・トラスツズマブ 6 mg/kg[*2] ・生理食塩水 250 mL	30分[*2]

1サイクルの期間（次のサイクルまでの標準期間）：3週間.
総サイクル数：6サイクル.
[*1]：血中濃度曲線下面積.
[*2]：初回のみ，トラスツズマブ 8 mg/kg＋生理食塩水 250 mL を90分で投与.

2．投与基準① ［最初の6サイクル（18週）］

治療開始前と治療中は6か月ごとの心臓超音波検査による心機能評価を行う．Day 1に診察と血液検査を実施し，好中球数 1,500個/μL 未満で延期する．その他の副作用については CTCAE のグレード2以上で延期を検討する．

3．内服処方例① ［最初の6サイクル（18週）］

Day 1	点滴治療 投与直前	アプレピタント® カプセル 125 mg，1回1カプセル
Day 2	朝から	アプレピタント® カプセル 80 mg，1回1カプセル，1日1回（朝食後），2日間

4．投与例② ［残りの11サイクル（33週）］

Day 1	点滴1	・トラスツズマブ 6 mg/kg[*3] ・生理食塩水 250 mL	30分[*3]

1サイクルの期間（次のサイクルまでの標準期間）：3週間.
総サイクル数：11サイクル.
[*3]：前回から間隔が空いてしまった場合，トラスツズマブ 8 mg/kg＋生理食塩水 250 mL を90分で投与.

5．投与基準② ［残りの11サイクル（33週）］

治療中は6か月ごとに心臓超音波検査による心機能評価を実施する．血液検査は特に実施しない．

ペムブロリズマブ

1. 投与例①（パクリタキセル＋ペムブロリズマブ＋カルボプラチン）

Day 1	点滴 1	・ペムブロリズマブ 200 mg ・生理食塩水 100 mL	30 分
	点滴 2	・デキサート® 9.9 mg ・ファモチジン注 20 mg ・ポララミン® 注 5 mg ・グラニセトロン点滴静注バッグ 1 mg/50 mL	15 分
	点滴 3	・パクリタキセル 80 mg/m² ・生理食塩水 250 mL	60 分
	点滴 4	・カルボプラチン AUC 投与量 1.5 mg/mL/分 ・生理食塩水 250 mL	60 分
Day 8, 15	点滴 1	・デキサート® 9.9 mg ・ファモチジン注 20 mg ・ポララミン® 注 5 mg ・グラニセトロン点滴静注バッグ 1 mg/50 mL	15 分
	点滴 2	・パクリタキセル 80 mg/m² ・生理食塩水 250 mL	60 分
	点滴 3	・カルボプラチン AUC 投与量 1.5 mg/mL/分 ・生理食塩水 250 mL	60 分

1 サイクルの期間（次のサイクルまでの標準期間）：3 週間.
総サイクル数：4 サイクル.

2. 投与基準①（パクリタキセル＋ペムブロリズマブ＋カルボプラチン）

　治療開始前に心電図検査および心臓超音波検査による心機能評価，血液検査のほかに凝固系検査，妊娠検査，尿検査，甲状腺検査［トリヨードサイロニン（T_3），遊離トリヨードサイロニン（fT_3），遊離サイロキシン（fT_4），甲状腺刺激ホルモン（thyroid stimulating hormone: TSH）］，コルチゾール，トロポニン，脳性ナトリウム利尿ペプチド（brain natriuretic peptide: BNP），乳酸脱水素酵素（lactate dehydrogenase: LDH）の測定を実施する.

　毎週，診察と血液検査を実施し，好中球数 1,000 個 /μL 未満で延期する．その他の副作用については CTCAE のグレード 2 以上で延期を検討する.

3．投与例②（AC 療法＋ペムブロリズマブ療法）

Day 1	点滴 1	・ペムブロリズマブ 200 mg ・生理食塩水 100 mL	30 分
	点滴 2	・パロノセトロン静注 0.75 mg ・デキサート® 9.9 mg ・生理食塩水 100 mL	15 分
	点滴 3	・ドキソルビシン 60 mg/m^2 ・生理食塩水 100 mL	15 分
	点滴 4	・シクロホスファミド 600 mg/m^2 ・5 ％ブドウ糖 250 mL	30 分
Day 3	皮下注	ペグフィルグラスチム BS 皮下注 3.6 mg（省略可）	―

1 サイクルの期間（次のサイクルまでの標準期間）：3 週間.
総サイクル数：4 サイクル.

4．投与基準②（AC 療法＋ペムブロリズマブ療法）

　治療開始前に治療開始前に心電図検査および心臓超音波検査による心機能評価，甲状腺検査（T$_3$，fT$_3$，fT$_4$，TSH）を実施する．

　Day1 に診察と血液検査を実施し，好中球数 1,500 個/μL 未満で延期する．その他の副作用については CTCAE のグレード 2 以上で延期を検討する.

5．内服処方例

Day 1	点滴治療 投与直前	アプレピタント® カプセル 125 mg，1 回 1 カプセル
	夜から	オランザピン® 錠 5 mg，1 回 1 錠，1 日 1 回（夕食後），4 日間
Day 2	朝から	・アプレピタント® カプセル 80 mg，1 回 1 カプセル，1 日 1 回（朝食後），2 日間 ・デカドロン® 錠 4 mg，1 回 1 錠，1 日 2 回（朝昼食後），3 日分 ・テプレノン® カプセル 50 mg，1 回 1 カプセル，1 日 3 回（毎食後），3 日間
頓用	38 ℃以上 の発熱時	・シプロフロキサシン® 錠 200 mg，1 回 2 錠，1 日 2 回（朝夕食後），5 日間 ・オーグメンチン® 配合剤 250RS，1 回 2 錠，1 日 2 回（朝夕食後），5 日間

6．投与例③（ペムブロリズマブ単独）

Day 1	点滴 1	・ペムブロリズマブ 200 mg ・生理食塩水 100 mL	30 分

1 サイクルの期間（次のサイクルまでの標準期間）：3 週間.
総サイクル数：9 サイクル.

クラシカル CMF 療法

1．投与例

Day 1, 8	点滴 1	グラニセトロン点滴静注バッグ 1 mg/50 mL	15 分
	点滴 2	メソトレキセート® 40 mg/m^2 生理食塩水 100 mL	30 分
	点滴 3	フルオロウラシル（5-FU）600 mg/m^2 生理食塩水 50 mL	5 分
	経口	エンドキサン 1 日 100 mg/m^2，分 3（毎食後），7 日間	―

1 サイクルの期間（次のサイクルまでの標準期間）：4 週間.
総サイクル数：6 サイクル.

2．投与基準

　Day1，8 に診察と血液検査を実施し，白血球数 2,500 個 /μL 未満で延期する．その他の副作用については CTCAE のグレード 2 以上で延期を検討する．

SECTION 03 術前術後の経口による化学療法

近年新しく導入された治療法

TS-1

1．投与例

1日2回，経口．2週投与，1週休薬．3週ごとに投与．1年継続．ホルモン療法を併用する．

クレアチニンクリアランス（mL/ 分）	体表面積（m²）	1回投与量
80 以上	1.25 未満	40 mg
	1.25 以上 1.5 未満	50 mg
	1.5 以上	60 mg
50 以上 80 未満	1.25 未満	朝 20 mg，夕 40 mg
	1.25 以上 1.5 未満	40 mg
	1.5 以上	50 mg

2．投与基準

腎機能（クレアチニンクリアランス）に応じて投与量調節する．好中球数 1,000 個 /μL 未満で休薬．初期は 1 ～ 2 週ごと，その後は各サイクル開始時に診察と血液検査を実施する．その他の副作用については，CTCAE のグレード 2 以上で回復するまで休薬．

3．内服処方例

ミヤ® BM 顆粒 / 錠 1 回 2 個，1 日 3 回（毎食後），21 日間．下痢ではロペミン® カプセル 1 mgを1 回 1 ～ 2 カプセルを服用，口内炎ではアズノール® うがい液で含嗽．

オラパリブ

1．投与例

1回300 mg，1日2回，経口．副作用に合わせて増減する．補助療法では1年間投与する．エストロゲン受容体（estrogen receptor: ER）陽性乳がんではホルモン療法を併用する．

2．投与基準

放射線療法との併用は避ける．補助療法では最初の1か月は2週ごと，その後は1か月ごとに診察と血液検査を実施する．6か月以降は14週まで空けてよい．ヘモグロビン値 8.0g/dL 未満，好中球数 1,000 個/μL 未満，血小板数 5万個/μL 未満で休薬．間質性肺炎については CTCAE のグレード2以上で休薬．その他の副作用については同グレード3以上で休薬．

3．内服処方例

グラニセトロン1回2 mg，1日1回（朝食後），経口，5日間．

アベマシクリブ

1．投与例

アベマシクリブ（ベージニオ® 錠 150 mg）1回1錠，1日2回，毎日服用．補助療法では2年間投与する．ホルモン療法を併用する．

2．投与基準

最初の2か月は2週間ごと，その後は1か月ごとに診察と血液検査を実施する．補助療法では，落ち着けばさらに診察と血液検査の間隔を空けてもよい．好中球数 1,000 個/μL 未満で休薬．その他の副作用については CTCAE のグレード2以上で回復するまで休薬．

3．内服処方例

ミヤ® BM 顆粒/錠，1回2個，1日3回（毎食後）．下痢ではロペミン® カプセル1 mgを1回2カプセル服用．下痢が止まるまで4時間ごとに服用する．

病理学的完全奏効（pCR）の得られなかったトリプルネガティブ乳がん（TNBC）に実施されるカペシタビンについては，p.190 の B 法を参照のこと．投与サイクルは6あるいは8サイクルである．

SECTION 04 転移・再発乳がんの点滴による化学療法

QOL を重視して投与量を調節する

エリブリン療法

1．投与例

Day 1，8	点滴 1	・デキサート® 6.6 mg ・生理食塩水 100 mL	15 分
	点滴 2	・エリブリン 1.4 mg/m^2 ・生理食塩水 50 mL	5 分

1 サイクルの期間（次のサイクルまでの標準期間）：3 週間.
総サイクル数：副作用が許容でき，奏功てる間は投与を継続.

2．投与基準

　初回は毎週，その後は Day 1 と Day 8 に診察と血液検査を実施し，好中球数 1,000 個/μL 未満で延期する．その他の副作用については CTCAE のグレード 2 以上で延期を検討する.

3．内服処方例

　特に処方していない.

ナベルビン® 療法

1．投与例

Day 1，8	点滴 1	・ナベルビン® 25 mg/m^2 ・生理食塩水 50 mL	5 分
	点滴 2	生理食塩水 200 mL（フラッシュ目的）	30 分

1 サイクルの期間（次のサイクルまでの標準期間）：3 週間.
総サイクル数：副作用が許容でき，奏功てる間は投与を継続.

２．投与基準

初回は毎週，その後は Day 1 と Day 8 に診察と血液検査を実施し，好中球数 1,000 個 /μL 未満で延期する．その他の副作用については CTCAE のグレード 2 以上で延期を検討する．

３．内服処方例

特に処方していない．

ペルツズマブ＋トラスツズマブ＋ドセタキセル療法

１．投与例

Day 1	点滴 1	・デキサート®6.6 mg ・生理食塩水 100 mL	15 分
	点滴 2 [*2]	・ペルツズマブ 420 mg [*1] ・生理食塩水 250 mL	30 分 [*1]
	点滴 3	・トラスツズマブ 6mg/kg [*3] ・生理食塩水 250 mL	30 分 [*3]
	点滴 4	・ドセタキセル 60 mg/m² ・生理食塩水 500 mL	60 分

1 サイクルの期間（次のサイクルまでの標準期間）：3 週間．
総サイクル数：副作用が許容でき，奏功してる間は投与を継続．
[*1]：初回のみ，ペルツズマブ 840 mg ＋生理食塩水 250 mL を 60 分で投与．
[*2]：ペルツズマブを実施しないときは点滴 2 を省略する．
[*3]：初回のみ，トラスツズマブ 8 mg/kg ＋生理食塩水 250 mL を 90 分で投与．

２．投与基準

治療開始前と治療中は 6 か月ごとの心臓超音波検査による心機能評価を行う．各サイクルの開始時に診察と血液検査を実施する．好中球数 1,500 個 /μL 未満で延期する．その他の副作用については CTCAE のグレード 2 以上で延期を検討する．

３．内服処方例

特に処方していない．

トラスツズマブ デルクステカン(T-DXd)療法

１．投与例

Day 1	点滴 1	・デキサート 9.9 mg ・グラニセトロン点滴静注バッグ 1 mg/50 mL	15 分

		・T-DXd 5.4 mg/kg	30 分 [*1]
点滴2		・5 % ブドウ糖 100 mL	

1 サイクルの期間（次のサイクルまでの標準期間）：3 週間.
総サイクル数：副作用が許容でき，奏功してる間は投与を継続.
[*1]：投与時間は，初回は 90 分，問題がなければ 2 回目以降は 30 分とする.

2．投与基準

6 か月ごとの心臓超音波検査による心機能評価を実施する．治療開始前に肺CT 検査を施行し，その後も 3 か月ごとに間質性肺炎のモニターを実施する．初回は毎週，その後は各サイクルの開始時に診察と血液検査を実施し，好中球数 1,500 個 / μL 未満で延期する．その他の副作用については CTCAE のグレード 2 以上で延期を検討する.

3．内服処方例

Day 1	点滴治療 投与直前	アプレピタント® カプセル 125 mg，1 回 1 カプセル
Day 2	朝から	アプレピタント® カプセル 80 mg，1 回 1 カプセル，1 日 1 回（朝食後），2 日間

トラスツズマブ エムタンシン（T-DM1）療法

投与法は基本的に術前術後の補助療法に準じる．副作用が許容できて奏功している間は投与を継続する．ただし，術前術後の補助療法のように投与回数の制限はない．投与量を減量して実施することも少なくない.

AC 療法（ドキソルビシン＋シクロホスファミド）

投与法は基本的に補助療法に準じる．副作用が許容できて奏功している間は投与を継続する．補助療法のように投与回数の制限はないが，**ドキソルビシンの体表面積当たりの総投与量は 400 mg/m² を超えないようにする**．投与量は 20 ％あるいはそれ以上減量して実施する.

パクリタキセル週 1 回投与療法

投与法は基本的に術前術後の補助療法に準じる．副作用が許容できて奏功している間は投与を継続する．ただし，術前術後の補助療法のように投与回数の制限

はない．奏功して長期投与になる場合は 2 週ごとに投与している．

ドセタキセル療法

投与法は基本的に補助療法に準じる．副作用が許容できて奏功している間は投与を継続する．補助療法のように投与回数の制限はない．投与量は 60 mg/m² あるいはそれ以下に減量する．

ナブパクリタキセル療法

1．投与例

Day 1	点滴 1	・デキサート® 6.6 mg ・生理食塩水 100 mL	15 分
	点滴 2	・ナブパクリタキセル 260 mg/m² ・生理食塩水 100 mL	30 分

1 サイクルの期間（次のサイクルまでの標準期間）：3 週間．
総サイクル数：副作用が許容でき，奏功してる間は投与を継続．

2．投与基準

初回は毎週，その後は各サイクルの開始時に診察と血液検査を実施し，好中球数 1,500 個 /μL 未満で延期する．その他の副作用については CTCAE のグレード 2 以上で延期を検討する．

3．内服処方例

特に処方していない．

アテゾリズマブ療法

1．投与例

Day 1，15	点滴 1	・アテゾリズマブ 840 mg ・生理食塩水 250 mL	30 分 [*1]
	点滴 2	・ナブパクリタキセル 100 mg/m² ・生理食塩水 100 mL	30 分
Day 8	点滴 1	・ナブパクリタキセル 100 mg/m² ・生理食塩水 100 mL	30 分

1 サイクルの期間（次のサイクルまでの標準期間）：4 週間．

総サイクル数：副作用が許容でき，奏功してる間は投与を継続．
*1：アテゾリズマブの投与時間は，初回のみ60分，問題がなければ2回目以降は30分とする．

2．投与基準

治療開始前に肝機能の評価を含む血液検査のほか，コルチゾール，副腎皮質刺激ホルモン（adrenocorticotropic hormone: ACTH），甲状腺検査（T_3，fT_3，fT_4，TSH）などの測定を実施する．各サイクルの開始時に診察と血液検査を実施し，好中球数 1,500 個/μL 未満で延期する．その他の副作用については CTCAE のグレード2以上で延期を検討する．

3．内服処方例

特に処方していない．

ペムブロリズマブ＋ゲムシタビン＋カルボプラチン療法

1．投与例

Day 1	点滴1	・ペムブロリズマブ 200 mg ・生理食塩水 100 mL	30分
	点滴2	・デキサート® 9.9mg ・グラニセトロン点滴静注バッグ 1 mg/50 mL	15分
	点滴3	・ゲムシタビン 1,000 mg/m² ・生理食塩水 100 mL	30分
	点滴4	・カルボプラチン AUC 投与量 2 mg/mL/分 ・生理食塩水 500 mL	60分
Day 8	点滴1	・デキサート 9.9 mg ・グラニセトロン点滴静注バッグ 1 mg/50 mL	15分
	点滴2	・ゲムシタビン 1,000 mg/m² ・生理食塩水 100 mL	30分
	点滴3	・カルボプラチン AUC 投与量 2 mg/mL/分 ・生理食塩水 500 mL	60分

1サイクルの期間（次のサイクルまでの標準期間）：3週間．
総サイクル数：副作用が許容でき，奏功してる間は投与を継続．

2．投与基準

治療開始前に甲状腺検査（T_3，fT_3，fT_4，TSH），凝固系検査，尿検査を実施する．Day 1 と Day 8 に血液検査を実施し，好中球数が 1,500 個/μL 未満で延期する．その他の副作用については CTCAE のグレード2以上で延期を検討する．

３．内服処方例

特に処方していない.

ベバシズマブ療法

１．投与例

Day 1, 15	点滴 1	・デキサート® 6.6 mg ・ファモチジン注 20 mg ・ポララミン® 注 5 mg ・生理食塩水 100 mL	15 分
	点滴 2	・パクリタキセル 80 mg/m^2 ・生理食塩水 200 mL	60 分
	点滴 3	・ベバシズマブ 10 mg/kg ・生理食塩水 100 mL	30 分 [*1]
Day 8	点滴 1	・デキサート® 6.6 mg ・ファモチジン注 20 mg ・ポララミン® 注 5 mg ・生理食塩水 100 mL	15 分
	点滴 2	・パクリタキセル 80 mg/m^2 ・生理食塩水 250 mL	60 分

1 サイクルの期間（次のサイクルまでの標準期間）：4 週間.
総サイクル数：副作用が許容でき，奏功してる間は投与を継続.
[*1]：ベバシズマブの投与時間は，初回は 90 分，特に問題がなければ 2 回目は 60 分，3 回目以降は 30 分とする.

２．投与基準

Day 1 に診察と血液検査を実施し，好中球数 1,000 個 /μL 未満で延期する．その他の副作用については CTCAE のグレード 2 以上で延期を検討する．高血圧，蛋白尿のほか，出血，血栓症，創傷治癒遅延，消化管穿孔といった重篤な合併症が起こりうる．製薬メーカーの「適正使用ガイド」を熟読のうえ実施すること.

３．内服処方例

特に処方していない.

SECTION 05 転移・再発乳がんの経口による化学療法

経口薬といえど，重篤な副作用が起こることがある

TS-1

1．投与法

1日2回，経口．4週投与，2週休薬．6週ごとに投与．奏効中は投与継続．

体表面積（m²）	1回用量	一般的な飲み方
1.25 未満	40 mg	1 錠 20 mg を 1 回 2 錠，1 日 2 回
1.25 以上 1.5 未満	50 mg	1 錠 25 mg を 1 回 2 錠，1 日 2 回
1.5 以上	60 mg	1 錠 20 mg を 1 回 3 錠，1 日 2 回

さらに腎機能に応じて投与量を調節する．

クレアチニンクリアランス（mL/ 分）	投与量
80 以上	基準量
60 以上 80 未満	基準量〜1 段階減量 [*1]
30 以上 60 未満	1 段階減量〜2 段階減量 [*2]
30 未満	投与不可

[*1]：1 回投与量を基準量よりも 20 mg 減量する．
[*2]：1 回投与量を基準量よりも 20 mg 減量する．

2．投与基準

初回は2週間ごと，その後は各サイクルの開始時に診察と血液検査を実施し，好中球数 1,000 個 /μL 未満で延期する．その他の副作用については CTCAE のグレード2以上で回復まで休薬する．

3．内服処方例

ミヤ® BM 顆粒 / 錠 1 回 2 個，1 日 3 回（毎食後）．口内炎ではアズノール®うがい液で含嗽．

カペシタビン

1．投与法①（A 法）
1 日 2 回，経口．3 週投与，1 週休薬．4 週ごとに投与．

体表面積（m²）	1 回投与量	1 日投与量
1.31 未満	900 mg	1,800 mg
1.31 以上 1.64 未満	1,200 mg	2,400 mg
1.64 以上	1,500 mg	3,000 mg

＊：1 回用量は 825 mg/m².

2．投与法②（B 法）
1 日 2 回，経口．2 週投与，1 週休薬．3 週ごとに投与．

体表面積（m²）	1 回投与量	1 日投与量
1.33 未満	1,500 mg	3,000 mg
1.33 以上 1.57 未満	1,800 mg	3,600 mg
1.57 以上 1.81 未満	2,100 mg	4,200 mg
1.81 以上	2,400 mg	4,800 mg

＊：1 回用量は 1,250 mg/m².

3．投与基準
　初期は 1 〜 2 週ごと，その後は各サイクル開始時に診察と血液検査を実施し，好中球数 1,500 個 /μL 未満で休薬．その他の副作用については CTCAE のグレード 2 以上で回復まで休薬する．患者の状態に合わせて適宜減量する．

4．内服処方例
・ピドキサール錠® 10 mg，1 回 3 錠，1 日 2 回（朝夕食後），経口．
・ケラチナミン 20 ％ 尿素配合クリーム，25 g，2 本 塗布．

ラパチニブ+カペシタビン療法

1．投与法
・ラパチニブ（250 mg），1 回 5 錠，1 日 1 回．21 日間連日投与．
・カペシタビン 1 回 1,000 mg/m²，1 日 2 回．14 日間投与，7 日間休薬．21 日ごとに投与（下表参照）．

体表面積（m²）	1回投与量	1日投与量
1.36 未満	1,200 mg	2,400 mg
1.36 以上 1.66 未満	1,500 mg	3,000 mg
1.66 以上 1.96 未満	1,800 mg	3,600 mg
1.96 以上	2,100 mg	4,200 mg

2．投与基準

　治療開始前と治療中は 6 か月ごとの心臓超音波検査による心機能評価を行う．初期は 1 〜 2 週ごと，その後は各サイクル開始時に診察と血液検査を実施し，好中球数 1,500 個 /μL 未満で休薬．その他の副作用については CTCAE のグレード 2 以上で回復まで休薬．

3．内服処方例

- ・ピドキサール錠® 10 mg，1 回 3 錠，1 日 2 回（朝夕食後），経口．
- ・ケラチナミン 20 ％ 尿素配合クリーム，25 g，2 本 塗布．
- ・下痢ではロペミン® カプセル 1 mgを 1 回 1 〜 2 カプセルを服用．
- ・口内炎ではアズノール® うがい液で含嗽．

ラパチニブ＋アロマターゼ阻害薬（AI）療法

1．投与法

- ・対象は ER 陽性 HER2 陽性転移・再発乳がん．
- ・ラパチニブ（250 mg），1 回 6 錠，1 日 1 回（カペシタビン併用時とは錠数が異なる）．
- ・アロマターゼ阻害薬（aromatase inhibitor: AI）（例：レトロゾール® 錠 2.5 mg，1 回 1 錠，1 日 1 回）．

2．注意するべき副作用

　下痢や皮疹が多い．そのほか，悪心・嘔吐，肝機能異常，心機能異常など[2]．

カペシタビン＋シクロホスファミド療法

1．投与例

- ・シクロホスファミド 1 日 33 mg/m²，1 日 2 回．14 日投与，7 日休薬．3 週ごとに投与．

・カペシタビン 下記量を 1 日 2 回，14 日投与，7 日休薬，3 週ごとに投与．

体表面積（m²）	1 回投与量	1 日投与量
1.31 未満	900 mg	1,800 mg
1.31 以上 1.64 未満	1,200 mg	2,400 mg
1.64 以上	1,500 mg	3,000 mg

*：1 回用量は 825 mg/m².

2．投与基準

初期は 1～2 週ごと，その後は各サイクル開始時に診察と血液検査を実施し，好中球数 1,500 個 /μL 未満で休薬．その他の副作用については CTCAE のグレード 2 以上で回復まで休薬．副作用を考慮して適宜減量する．

3．内服処方例

特に処方していない．

オラパリブ

1．投与法

1 回 300 mg，1 日 2 回，経口．副作用に合わせて減量する．転移・再発乳がんでは奏功している間は投与を継続する．

2．投与基準

放射線療法中は投与しない．転移・再発乳がんでは，最初の 3 週間は毎週，その後は 3 週ごとに診察と血液検査を実施する．ヘモグロビン値 8.0g/dL 未満，好中球数 1,000 個 /μL 未満，血小板数 5 万個 /μL 未満で休薬．間質性肺炎については CTCAE のグレード 2 以上で休薬．その他の副作用については同グレード 3 以上で休薬．

3．内服処方例

グラニセトロン 1 回 2 mg，1 日 1 回（朝食後），5 日分．

イブランス

1．投与法

1 回 125 mg，1 日 1 回．3 週投与，1 週休薬．4 週ごとに投与．ホルモン療法を併用する．

2．投与基準

最初の2か月は2週間ごと，その後は1か月ごとに診察と血液検査を実施し，好中球数 1,000 個 /μL 未満で休薬．その他の副作用については CTCAE のグレード2以上で回復まで休薬．患者の状態に合わせて適宜減量する．

3．内服処方例

特に処方していない．

アベマシクリブ

1．投与法

アベマシクリブ（ベージニオ® 錠 150 mg）1 回 1 錠，1 日 2 回を連日投与．ホルモン療法を併用する．転移・再発乳がんでは奏功している間は投与を継続する．

2．投与基準

最初の2か月は2週間ごと，その後は1か月ごとに診察と血液検査を実施し，好中球数 1,000 個 /μL 未満で休薬．その他の副作用については CTCAE のグレード2以上で回復まで休薬．

3．内服処方例

ミヤ® BM 顆粒 / 錠，1 回 2 個，1 日 3 回（毎食後）．下痢ではロペミン® カプセル 1 mg を 1 回 1〜2 カプセル服用．下痢が止まるまで4時間ごとに服用する．

エベロリムス

1．投与法

1 回 10 mg，1 日 1 回．ホルモン療法（特にエキセメスタンとの併用を推奨）を併用する．

2．投与基準

口内炎，高血糖，皮膚炎のほか，稀であるが重篤な間質性肺炎などを起こしうる．製薬メーカーの「適正使用ガイド」を熟読のうえ実施すること．

REFERENCE（CHAPTER IX）

1) 坪内博仁, 他: 免疫抑制・化学療法により発症する B 型肝炎対策―厚生労働省「難治性の肝・胆道疾患に関する調査研究」班 劇症肝炎分科会および「肝硬変を含めたウイルス性肝疾患の治療の標準化に関する研究」班合同報告―. 肝臓 2009; **50**: 38-42.

2) Johnston S, *et al*: Lapatinib Combined With Letrozole Versus Letrozole and Placebo As First-Line Therapy for Postmenopausal Hormone Receptor–Positive Metastatic Breast Cancer. *J Clin Oncol* 2009; **27**: 5538-5546.

CHAPTER

X

非専門医から多く
寄せられる質問と回答

知っておくと役立つ知識.

治療までの待機時間はどのくらい許されるのか？

ANSWER 3か月以内の治療が望まれる．一方，進行がん，HER2陽性乳がん，トリプルネガティブ乳がんのように予後不良乳がんについては，2か月以内の治療開始が望まれる．

　治療までの期間は短いに越したことがない．最近の乳がん患者は専門施設での治療を希望する傾向があり，そうした施設は混雑して治療までの待機時間が長くなりがちである．どの程度まで待機可能かという点は患者も治療者も知りたい点である．もちろん倫理的に臨床試験で検証できるテーマではないため，正確に検証することは困難であり，後ろ向き試験で検証せざるをえない．

　30年以上前のメタ解析では，3か月以内に治療開始すべきとする報告がある[1]．一方，術前化学療法については2か月以内に治療開始すべきであり[2]，手術から補助化学療法までの期間も2〜3か月を超えると予後が悪くなるという[3,4]．

放射線療法と化学療法のどちらを先に実施すべきか？

ANSWER 化学療法を完遂してから放射線療法を実施するようにしている．遠隔転移のリスクを低下させ，生存率を改善させる可能性が高いと考えるからである．

　化学療法と放射線療法のどちらを先に実施すべきかを示したエビデンスは存在しない．過去に244例を対象に実施されたランダム化比較試験で検証されたことがあるものの，臨床上意味のある差は認められなかった[5]．

　化学療法を先に実施した際の懸念として，局所再発率が増加する懸念がある．ただ，局所再発については重要なリスクファクターである断端陽性を減らす努力がまず必要である．また，薬物療法も局所再発の抑制に効果を発揮しうると考え

られる．

　現状では化学療法を優先するのが妥当であろう．

QUESTION 03　がん遺伝子パネル検査とは？

ANSWER　がん化に関連した多数の遺伝子を一度に検査し，その結果に基づいた有効な治療法を提案・提供しようという医療である．個人のがんの特性に合わせた治療が可能になる．こうした医療を「個別化医療(personalized medicine)」や「精密医療(precision medicine)」と呼んでいる．

　具体的な検査の流れは次のようになる．がん組織のサンプルを検査会社に提出すると，がん遺伝子の解析リストが作成される．これをもとに専門家会議(エキスパートパネル)で討議され，適切な治療薬が提案される．将来性のある検査であるが，現状では以下のような問題点がある．

　実際，検査をしても有益な情報を享受できる患者は全体のおよそ10％しかない．すなわち，残りの約90％の患者は検査を受けても提案される治療が何もないということである．また，現在の保険診療では標準治療が終了してから実施するという制約がある．そのため，検査を実施して結果が判明するまで4〜6週かかるので，結果判明時には全身状態が悪化して治療を受けられない可能性がある．そして，検査の目的はがん細胞の遺伝子変化を検査することであるが，これに付随してがんに罹患しやすい体質(生殖細胞系列の遺伝子バリアント)が判明することがある．こうして判明した体質は当然血縁者間で共有する．したがって，患者と医療者はあらかじめ検査そのものを受けるべきかどうかについてよく相談(カウンセリング)しておく必要がある．

　あともう少しの医学の進歩と社会システムの改善が望まれる．

QUESTION 04 晩期再発とは？

ANSWER 多くのがんでは治療後5年以降に再発しないことが多い．だが，これは乳がんには当てはまらない．術後20年以上経過しても再発する患者がいる．

再発しやすいタイミングはサブタイプによって異なる．

トリプルネガティブ乳がんとHER2陽性乳がんは治療後5年以内に再発することが多く，それ以降の再発率は著しく低下する．一方，ER陽性HER2陰性乳がんは，低頻度ではあるが，長期間にわたりコンスタントに再発患者が発生する．そのため，再発率は決して高くはないものの，長期にわたって無再発生存曲線が徐々に低下していく（**図1**）．ER陽性HER2陰性乳がんの晩期再発リスクは浸潤径が大きいほど，リンパ節転移個数が多いほど高いとされている．リンパ節転移

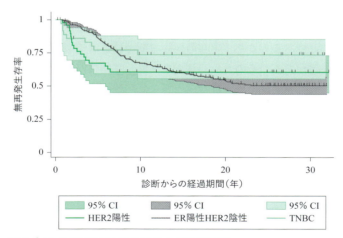

図1 | ER陽性HER2陰性乳がんの晩期再発

サブタイプで層別化した無再発生存率．トリプルネガティブ乳がん（TNBC）とHER2陽性乳がんは診断後大部分が5年以内に再発するが，その後の再発は極端に少なくなる．一方，ER陽性HER2陰性乳がんは20年以上にわたって再発症例が発生し，徐々に生存率が低下している．

（Esserman LJ, et al: Breast Cancer Res Treat 2011; 129: 607-616）

陰性の小さな乳がんでも油断できない．浸潤径 2 cm 以下，リンパ節陰性の極めて好条件の患者であっても，5 年のホルモン療法終了後から 15 年間の間に 13 ％の確率で遠隔再発をきたすとされている[6]．

QUESTION 05　オリゴメタとは？

ANSWER 遠隔転移を伴う乳がん患者の予後は不良である．しかし，遠隔転移を経験しながら驚くほど長期間生存する患者もいる．こうしたケースでは，転移を起こした部位が 1～2 か所で腫瘍量も少ないため，「少ない＝オリゴ(oligo)」と「転移＝メタスタシス(metastasis)」を組み合わせて，「オリゴメタ(oligo-meta)」と呼ばれている．

たとえば，乳がん肺転移を切除したのちに長期間生存した症例が報告されている[7]．

原因として，遠隔転移を起こした場所が本当に 1～2 か所のみである可能性がある．もう 1 つの考え方として，すでに多くの部位に転移しているものの，大部分の転移病巣は「indolent(怠惰な，非活動的)」であるために，臨床的に診断されることなく長期間潜んでいる可能性も考えられる．特に ER 陽性の乳がんでは，術後十数年以上経過してから晩期再発しうることは前述の通りである．注目されている研究分野である．

QUESTION 06　術後の経過観察の方法は？

ANSWER ガイドラインでは「問診と局所の検査・診察」が推奨されている．

患者は局所再発に気づかないことがある．また，遠隔転移に局所再発を伴うことも少なくない．

検査は，年 1 回のマンモグラフィによる乳房スクリーニングが重要とされてい

る．乳房温存療法を受けた患者であれば，温存乳房と健側乳房を検査する．筆者はさらに乳房超音波検査を併用している．乳がんの既往のある女性は健側乳房からの乳がん発生率が高いとされる．早期発見できれば生存率の改善が期待できる．

無症状患者に対して，CT，PET，骨シンチグラフィ，腫瘍マーカーなどを用いて遠隔転移の有無を調べる検査はガイドラインでも推奨されていない．乳がんの遠隔転移は非治癒であり，その早期診断の意義は乏しいと考えられるし，そのエビデンスもない．日頃からできるだけシンプルな診療を心がけていれば，外来に余裕がもたせて急患に応需しやすい．外来が混雑して本来診療すべき患者が後回しになることは本末転倒である．

もう1つ大事なことは，患者に対して，乳がん検診のほかに他部位のがん検診の受診を勧めることである．大腸がんや胃がんも早期診断できれば患者の長期生存に寄与する．

QUESTION 07　乳腺病理診断書を読むときに配慮することは？

ANSWER 乳腺病理診断は特殊で難しいといわれている．

乳腺病理は腫瘍病理のなかでもかなり異質で，病理医の経験が要求される領域である．たとえば，患者が妊娠すると，上皮に異型が出現して診断が一段と難しくなることが知られている．乳腺外科医がとるべき対策は，病理診断書を読むときは必ず病理医の署名も確認する．特に外注で実施する病理検査で病理医が1人で診断しているときは注意が必要である．生検を他施設で実施している場合は，病理検体を取り寄せて自施設でも診断するようにする．病理診断は各施設の責任で行う必要がある．

また，経験豊富な病理医であっても診断が難しい病変が存在する．特に非浸潤性乳管がんのなかには良性との鑑別が困難なものが多い．このような病変が予想される際には，口径の太い生検針や吸引式乳房組織生検(vacuum-assisted breast biopsy: VAB)のように，より大きなサンプルが採取できるデバイスを使って検体を採取する．どうしても切除生検が必要なこともある．

QUESTION 08 患者の経済的負担への対応は？

ANSWER 高額療養費制度を紹介し，その活用を勧める．治療後の生活も見据え，仕事はできるだけ辞めないように勧める．

乳がん患者の診療では，患者の経済的負担の問題を避けて通れない．

近年，乳がんに対する新たな薬剤や検査が次々に開発されている．これらは患者の健康と福祉に貢献することになり，歓迎すべきことである．しかしながら，開発されたばかりの検査や治療薬は一般的にかなり高額である．これらの開発には莫大な費用と時間がかかっており，高価になるのはある程度やむをえない．ただ，これは患者を経済的に苦しめる原因となる．

医療者としてすぐにできることは，高額療養費制度を紹介し，その活用を勧めることである．役場などに申請する必要があるので，これについてはがん診療連携拠点病院にあるがん相談支援センターを活用するとよい．また，仕事はできるだけ辞めないよう話す．治療は長期にわたるが，遠隔転移のない患者であれば通常はどこかで終了するわけで，治療後の生活も見据えておく必要がある．

REFERENCE（CHAPTER X）

1) Richards MA, *et al*: Influence of delay on survival in patients with breast cancer: a systematic review. *Lancet* 1999; **353**: 1119-1126.

2) de Melo Gagliato D, *et al*: Impact of delayed neoadjuvant systemic chemotherapy on overall survival among patients with breast cancer. *Oncologist* 2020; **25**: 749-757.

3) Chavez-MacGregor M, *et al*: Delayed initiation of adjuvant chemotherapy among patients with breast cancer. *JAMA Oncol* 2016; **2**: 322-329.

4) Gagliato Dde M, *et al*: Clinical impact of delaying initiation of adjuvant chemotherapy in patients with breast cancer. *J Clin Oncol* 2014; **32**: 735-744.

5) Bellon JR, *et al*: Chemotherapy and radiation therapy for breast cancer: what is the optimal sequence? *J Clin Oncol* 2005; **23**: 5-7.

6) Pan H, *et al*: 20-Year risks of breast-cancer recurrence after stopping endocrine therapy at 5 years. *N Engl J Med* 2017; **377**: 1836-1846.

7) Yoshimoto M, *et al*: Favourable long-term results after surgical removal of lung metastases of breast cancer. *Breast Cancer Res Treat* 2008; **110**: 485-491.

あとがき

　本書の「まえがき」で「乳がん診療は実にシンプルなのである」といってはみたものの，限られた時間のなかで現在の乳がん診療を系統的に記載するのはなかなか骨の折れる仕事であった．それと同時に，自分の好きな仕事のことをまとめるというのは大変愉快なことであるとも感じた．

　私がこの仕事を続けられたのも，これまで私が勤務した大学や病院の先輩，同僚，後輩，医療スタッフから刺激を受け，多くのことを学べたからこそである．また，数多くの患者さんから病気のことはもちろん，診療に対する姿勢を教えてもらうことができた．これまで関わっていただいたすべての皆様に心から御礼申し上げたい．

　最後に，自由に仕事をさせてくれた家族に感謝の意を表して本書の結びとする．

2024 年 9 月吉日

多田敬一郎

索　引

和文索引

あ
悪性度······56
アテゾリズマブ······161
アナストロゾール······156
アベマシクリブ······111, 123, 156
アロマターゼ阻害薬（AI）······90, 156
アンスラサイクリン系抗がん剤······158

い
異型度······56
一次再建······72
遺伝性乳がん卵巣がん症候群（HBOC）······11, 12
インプラント······73, 141

え
腋窩リンパ節郭清術······69, 83
腋窩リンパ節に対する治療戦略······71
エキセメスタン······156
えくぼ徴候······17
エストロゲン······10
エストロゲン受容体（ER）······56, 101
エリブリン······158
炎症性乳がん······61
エンハーツ®······160

お
黄体形成ホルモン放出ホルモン（LH-RH）······91
オラパリブ······109, 128, 160
オリゴメタ······199
オンコタイプ DX 乳がん再発スコア®······108

か
核グレード······103
画像ガイド下生検······40
家族歴······62
カドサイラ®······160
カピバセルチブ······161
寡分割照射法······135
カペシタビン······127, 157, 160
カルボプラチン······124
がん遺伝子パネル検査······197
間質······27
関節痛······93
がんの不均一性······164

き
キイトルーダ®······161
吸引式乳房組織生検（VAB）······38
胸骨傍リンパ節······83
胸水貯留······150
筋間リンパ節······83

け
外科的生検······44
血管肉腫······141

こ
血性分泌······27
更年期症状······92
高濃度乳房（高濃度乳腺）······22
高齢者······96
骨転移······150
骨密度低下······93
コンポジットリスク······107

さ
鎖骨上リンパ節······140
サブタイプ······56

し
自家組織······73
子宮体がん······92
シクロホスファミド······118, 120
死亡数······7
若年女性······62
集学的治療······55
終末乳管小葉単位（TDLU）······26
術後ホルモン療法······88
術後放射線療法······66
術前化学療法······58
腫瘍救急······164
腫瘤の縦横比（D/W 比）······24
静脈血栓症······92, 93
触診······19
女性ホルモン······10
浸潤がん······27
浸潤径······100
浸潤性小葉がん······31
　　（硬性型）······29
　　（充実型）······29
　　（腺管形成型）······29
　　（その他）······30

す
スクリーニング······23
ステージ······50

せ
正常乳腺······21
切除生検······44
切除断端······81
線維腺腫······31
穿刺吸引細胞診（FNA）······38
センチネルリンパ節生検······70, 76, 81

そ
造影乳房 MRI 検査······25
早期乳がん······55
相対生存率······7
相対用量強度（RDI）······129
組織拡張器（TE）······25, 73, 141
組織学的グレード······103
組織型······26

組織分類······99

た
タキサン系抗がん剤······158
タモキシフェン······91, 155
短期照射法······135
断端陰性······69
断端陽性······81

ち
超音波ガイド下針生検······40
超音波カラードプラ法······23

つ
追加照射······134
通常分割照射法······134

て
定型的乳房切除術······75
テセントリク®······161
転移・再発乳がん······55, 148

と
ドセタキセル······117, 118, 158
トラスツズマブ······159
トラスツズマブ エムタンシン······126, 160
トラスツズマブ デルクステカン······160
トラスツズマブ＋ペルツズマブ療法······121
トルカプ®······161
トレミフェン······156

な
ナブパクリタキセル······158

に
二次再建······72
乳がん検診······37
乳管内乳頭腫······34
乳頭······73
乳頭腫瘤間距離(NTD)······17
乳頭分泌······35
乳房温存療法······66, 76
乳房再建······72
乳房全切除術······66, 80
乳房超音波エラストグラフィ······23
乳房超音波検査······23
乳房部分切除術······66, 79
乳輪······73

ね
粘液がん······31

の
濃縮嚢胞······24
脳転移······151
嚢胞······34
嚢胞内がん······28

は
パクリタキセル······116, 158
パジェット病······36
針生検(CNB)······38
ハルステッド手術······75

ハルステッド理論······143
パルボシクリブ······156
晩期再発······198

ひ
微細石灰化······27
ヒスロン®H······156
非定型乳房切除術······76
ヒト上皮増殖因子受容体2型(HER2)······56, 101
ビノレルビン······157
病期······50
標準的照射法······134
病的バリアント······12
病理学的完全奏功(pCR)······59

ふ
フィッシャー理論······143
ブースト照射······134
複雑嚢胞······24
婦人科系疾患······92
フルオロウラシル(5-FU)······120, 157
フルベストラント······156
ブレストアウェネス······16
プレディクト······107
プロゲステロン受容体(PgR)······56, 101

へ
ペムブロリズマブ······124, 161
ペルツズマブ······159

ほ
放射線肺臓炎······141
放射線療法······134
ホルモン療法······88

ま
マンモグラフィ······21

み
脈管侵襲······106

め
メトトレキサート······120

ゆ
有害事象共通用語規準(CTCAE)······129

よ
葉状腫瘍······33

ら
ラパチニブ······160
卵胞刺激ホルモン(FSH)······91

り
リ・フラウメニ症候群(LFS)······11
罹患数······2
リスクファクター······10
リムパーザ®······160
臨床的意義不明のバリアント(VUS)······12
リンパ節転移······100

れ
レトロゾール······156

欧文・数字索引

A

AC 療法 ································113
ACOSOG-Z0011 試験 ··················144
AI（aromatase inhibitor）··········90, 156
Allred score ···························88
AMAROS 試験 ························136
Auchincloss 法 ·······················76

B

BRCA1 ·······························12
BRCA2 ·······························12
breast awareness ·····················16

C

CDK4/6 阻害薬 ······················156
CMF 療法 ···························120
CNB（core needle biopsy）··············38
composite risk ·······················107
CTCAE（common terminology criteria for adverse events）
 ····································129

D

D/W 比（depth width ratio）············24
dimpling sign ·························17

E

early breast cancer ····················55
ER（estrogen receptor）············56, 101
ER 陰性 HER2 陰性乳がん ···········104
ER 陰性 HER2 陽性乳がん ···········104
ER 陽性 HER2 陰性乳がん ·····105, 109
ER 陽性 HER2 陽性乳がん ···········105

F

Fisher theory ························143
FNA（fine needle aspiration cytology）·····38
FSH（follicle stimulating hormone）·······91

H

Halsted mastectomy ····················75
Halsted theory ·······················143
HBOC（hereditary breast and ovarian cancer syndrome）
 ·································11, 12
Hellman ····························143
HER2（human epidermal growth factor receptor type 2）
 ·······························56, 101
Hortobagyi のアルゴリズム ············165

K

Ki67 ····························56, 103
Kodama 法 ···························76

L

LFS（Li-Fraumeni syndrome）············11
LH-RH（luteinizing hormone-releasing hormone）······91
LH-RH アゴニスト製剤 ···············155
luminal A タイプ ·····················106
luminal B タイプ ·····················106

M

M 因子 ·······························52
metastatic breast cancer ···········55, 148
multidisciplinary treatment ·············55

N

N 因子 ·······························51
non-pCR ····························59
NSABP B-04 試験 ·················84, 144
NTD（nipple-tumor distance）············17

O

oncogenic emergency ··················164
Orr ································84

P

Patey 法 ·····························76
pCR（pathological complete response）·····59
PgR（progesterone receptor）········56, 101
predict ·····························107

R

RDI（relative dose intensity）············129

T

T-DM1（トラスツズマブ エムタンシン）·····126, 160
T-DXd（トラスツズマブ デルクステカン）·····160
T 因子 ·······························50
TC 療法 ····························118
TCH 療法 ····························122
TDLU（terminal ductal lobular unit）·······26
TE（tissue expander）············25, 73, 141
TNM 分類 ···························50
TS-1 ·························111, 124, 157
tumor heterogeneity ··················164

V

VAB（vacuum-assisted breast biopsy）·····38
VUS（variant of unknown significance）·····12

数字

5-FU（5-fluorouracil）··················157

- **JCOPY** 〈出版者著作権管理機構　委託出版物〉
  本書の無断複写は著作権法上での例外を除き禁じられています．
  複写される場合は，そのつど事前に，出版者著作権管理機構
  （電話 03-5244-5088，FAX03-5244-5089，e-mail：info@jcopy.or.jp）
  の許諾を得てください．
- 本書を無断で複製（複写・スキャン・デジタルデータ化を含み
  ます）する行為は，著作権法上での限られた例外（「私的使用の
  ための複製」など）を除き禁じられています．大学・病院・企
  業などにおいて内部的に業務上使用する目的で上記行為を行う
  ことも，私的使用には該当せず違法です．また，私的使用のた
  めであっても，代行業者等の第三者に依頼して上記行為を行う
  ことは違法です．

STARTUP！

乳がん診療入門
エキスパートが教える最新知識と実践テクニック

ISBN978-4-7878-2672-5

2024 年 11 月 10 日　初版第 1 刷発行

著　　者	多田敬一郎
発 行 者	藤実正太
発 行 所	株式会社　診断と治療社

〒100-0014　東京都千代田区永田町 2-14-2　山王グランドビル 4 階

TEL：03-3580-2750（編集）

　　　　03-3580-2770（営業）

FAX：03-3580-2776

E-mail：hen@shindan.co.jp（編集）

　　　　eigyobu@shindan.co.jp（営業）

URL：http://www.shindan.co.jp/

表紙デザイン　岐部友祐（株式会社ジェイアイプラス）

印刷・製本　広研印刷 株式会社

© 株式会社 診断と治療社，2024. Printed in Japan.

乱丁・落丁の場合はお取り替えいたします．

［検印省略］